TRASTORNOS DEL DESARROLLO ASOCIADOS CON LA EXPOSICIÓN AL ALCOHOL DURANTE EL EMBARAZO Y LA LACTANCIA

Francisco Alcantud Marín
Yurena Alonso Esteban
Esteban Jiménez Pina
Dpto. Psicología Evolutiva y de la Educación
Universitat de València

Nau Llibres
Periodista Badía 10.
Tel.: 96 360 33 36
Fax: 96 332 55 82
46010 Valencia
E-mail: nau@naullibres.com
web: www.naullibres.com

Imagen de la portada:
SAF, 2012. J.M. Alonso

Diseño de portada e interiores:
Artes Digitales Nau Llibres
y Pablo Navarro Roncal

Imprime:
Ulzama

Impreso en España. Printed in Spain.

ISBN13: 978-84-7642-903-7
Depósito Legal: V- 2.118 - 2012

Índice

Prólogo

Casi todos los niños evolucionan en el tiempo y se desarrollan a nivel físico, a nivel motriz, a nivel intelectual y a nivel emocional siguiendo ciertas pautas o etapas confirmadas estadísticamente como normativas. Un cierto número de niños, sin embargo, por diferentes causas (pre-natales, peri-natales o post-natales) alteran este desarrollo, se estancan en algún estadio, no evolucionan o no evolucionan con el ritmo normativo previsto o incluso en algún caso involucionan. Los niños que presentan esta alteración o trastorno en la pauta de su desarrollo pueden mantenerlo a lo largo de toda su vida o solo de forma transitoria.

Entendemos como *trastornos del desarrollo* la alteración o desviación significativa de la pauta normativa de evolución en cualquier dimensión (socio-emocional, cognitiva, motora, etc.). Desde las primeras intervenciones sistemáticas y organizadas realizadas a finales del siglo XIX y principio del siglo XX, se desestimó un planteamiento estrictamente médico, siendo los propios profesionales sanitarios los que plantearon la necesidad de desarrollar sistemas de intervención que fueran más allá de lo estrictamente médico e iniciaron planteamientos terapéuticos educativos, como es el caso de Philippe Pinel, Jean Etienne Esquirol, Gaspard Itard, Edouard Séguin o María Montessori. En la actualidad, la detección, diagnóstico e intervención educativa en niños con trastornos del desarrollo es un área de trabajo interdisciplinar donde intervienen pediatras, neuro-pediatras, psiquiatras infantiles, psicólogos infantiles, psicopedagogos, pedagogos, etc.

El concepto de *trastornos del desarrollo* se generalizó en el último tercio del siglo pasado (finales de los años setenta), como alternativa a etiquetas diagnósticas estigmatizadoras, como retraso mental, oligofrenia, subnormalidad, autismo o parálisis cerebral, para englobarlas a todas. Surge de la traducción del término inglés *Developmental Disabilities* y plantea desde su origen un modelo netamente habilitador, "puesto que no podemos curar a una persona con ceguera, sordera, con autismo o retraso mental, intentemos enseñarles habilidades, actitudes, conocimientos, procedimientos, etc. para facilitarles su vida de adultos" (García Sánchez, 1999).

En el *Developmental Disabilities Act* de 1977, se definen los trastornos del desarrollo como "crónicos, severos y atribuibles al retraso mental, parálisis cerebral, epilepsia o autismo, porque tales condiciones consisten en alteraciones similares del funcionamiento intelectual general y de la conducta adaptativa y requieren servicios y tratamientos similares" (Schopler, 1983).

Desde hace ya algún tiempo, hemos sido testigos de un incremento del número de niños afectados por diferentes tipos de trastornos, como los trastornos del espectro autista, los trastornos por déficit de atención e hiperactividad y otros trastornos quizás menos conocidos. Estos trastornos se caracterizan por ser un conjunto de síntomas, más que una enfermedad en sí misma. La causa de su aparición es desconocida, aunque su base es orgánica pues en todos los casos parece existir una alteración neuro-psicológica. Aunque no conociendo la causa es difícil poder desarrollar un programa preventivo, sabemos que existen algunas causas o factores de riesgo genéricos, como es el caso de la ingesta de bebidas alcohólicas u otras sustancias teratógenas durante la gestación. Por este motivo, cuando hace un año se presento la oportunidad de desarrollar un programa de prevención del consumo de alcohol en mujeres gestantes, nos pusimos manos a la obra.

Podemos encontrar referencias en la literatura, desde antes del siglo XIX, sobre los efectos de las bebidas alcohólicas consumidas durante la gestación. La ingesta de alcohol durante la gestación es causa de malformaciones en los fetos o en los niños/as y de alteraciones en su comportamiento o en su proceso de aprendizaje. Sin embargo, los efectos del alcohol como agente teratógeno fueron descritos posteriormente por Lemoine et al (1968) y por Jones y Smith (1973). A estos últimos autores se les atribuye la definición del *Síndrome Alcohólico Fetal.*

Los teratógenos son agentes que pueden causar defectos congénitos cuando están presentes en el ambiente fetal. Bajo esta definición se incluye una amplia variedad de drogas, medicamentos o agentes infecciosos, físicos y metabólicos que, afectando en mayor o menor medida a la madre, están presentes también en el ambiente intrauterino, puesto que son permeables a la membrana placentaria, afectando adversamente el desarrollo del feto. Los agentes teratógenos provocan cerca del 7% de las malformaciones congénitas (Alvarenga, 1997). Existe evidencia clara sobre la capacidad del alcohol como teratógeno para interrumpir o alterar el desarrollo del embrión o feto en cualquiera de las etapas de gestación: el alcohol aumenta el riesgo de aborto, de retraso en el crecimiento intrauterino y de malformaciones congénitas.

El mecanismo por el cual se producen tales efectos es extremadamente complejo y heterogéneo, y puede producirse muerte celular, alteraciones del crecimiento celular y/o interferencia en la diferenciación celular. Estas funciones, como otros procesos morfogenéticos, son las responsables del crecimiento de las células y del desarrollo de los organismos. Al verse afectado el proceso de desarrollo celular, se produce más de una manifestación en el embrión en desarrollo o en el feto, afectando tanto la forma (malformaciones congénitas) como la función (crecimiento, aprendizaje y alteraciones de conducta), pudiendo causar también la muerte embrionaria y/o fetal.

Los efectos producidos en el desarrollo del embrión y/o el feto por el consumo materno de alcohol durante la gestación se conocen bajo la denominación de Síndrome Alcohólico Fetal (SAF). El SAF incluye retraso en el crecimiento, alteraciones en el sistema nervioso central y malformaciones faciales características. No existe un marcador biológico de la presencia de alcohol durante la gestación, por lo que el diagnóstico del SAF implica, como resulta obvio, el reconocimiento por parte de la madre del consumo de alcohol u otras sustancias. Este reconocimiento no se produce en la mayoría de las veces, o se da en las circunstancias más graves y adversas, cuando existen malformaciones faciales que lo evidencian. Por otra parte, también existen casos en los que, no existiendo rasgos físicos en el niño, es conocida la ingesta de alcohol por parte de la madre durante el embarazo y se observan las alteraciones del SAF de orden psicológico (déficit de atención, hiperactividad, problemas metacognitivos, falta de control ejecutivo, retraso mental, etc.). Este hecho ha llevado a desarrollar una categoría clasificatoria de mayor alcance, los Trastornos del Espectro Alcohólico Fetal, que, incluyendo el Síndrome Alcohólico Fetal, también contempla todos los trastornos derivados del consumo de alcohol aunque no desarrollen signos físicos faciales característicos.

El consumo de alcohol durante el periodo gestacional es responsable de daño físico y psíquico irreversible en el individuo, y es quizás la causa más importante de los trastornos del desarrollo, en particular del retraso mental, prevenible. La intervención preventiva se hace más necesaria al conocer los resultados de las encuestas sobre consumo de alcohol, que evidencian que el consumo de las mujeres en edad de gestación se ha aproximado más al consumo de los hombres, por lo que en términos relativos ha aumentado su consumo.

En este texto, expondremos las consecuencias del consumo de alcohol por la mujer durante la gestación, la evolución del concepto de Síndrome Alcohólico

Fetal y, en la última parte, algunas directrices sobre la intervención con niños que presentan la sintomatología psicológica más frecuente, como son los trastornos de déficit de atención e hiperactividad, los déficits meta-cognitivos, el retraso mental, etc.

Dr. Francisco Alcantud Marín

Catedrático de Psicología Evolutiva y de la Educación de la Universitat de Valencia

Director del Centre Universitari de Diagnostic i Atenció Primerença (CUDAP)

Capítulo 1.

Consumo de alcohol

El consumo de bebidas alcohólicas está estrechamente ligado a nuestra cultura desde tiempos inmemoriales. El alcohol es y ha sido, sin duda, la droga por excelencia en el mundo occidental. Sus efectos embriagantes fueron utilizados como vínculo litúrgico por egipcios, griegos, romanos, hebreos y cristianos. El devenir histórico ha convertido las bebidas alcohólicas en sustancias ampliamente utilizadas y con una enorme aceptación social, presentes en casi todos los rituales sociales vinculados a la cultura occidental. La cultura del siglo XX ha llevado a la universalización del consumo de bebidas alcohólicas y a los problemas derivados del mismo. (Pons y Berjano, 1999).

El consumo abusivo de bebidas alcohólicas es el principal problema de salud pública en las sociedades industrializadas. El alcohol ha sido considerado por la O.M.S. como una de las drogas potencialmente más peligrosas para la salud física, psíquica y social de las personas, por encima de sustancias tales como la cocaína, los estimulantes sintéticos, los alucinógenos o los derivados del cannabis (Berjano y Musitu, 1987). La toxicidad asociada a sus características farmacológicas, las alteraciones sensoriales y motoras derivadas de su ingesta excesiva y la enorme capacidad adictiva de esta droga explican la anterior consideración.

La disponibilidad de bebidas alcohólicas en España es enorme. Baste comprobar la situación de la producción de las mismas y la posición de España en el ámbito internacional: España es el tercer país productor mundial de vino, solo por detrás de Francia e Italia, con más de 32 millones de hectolitros[1]. Es también el tercer productor de cerveza a nivel europeo, después de Alemania y Reino Unido[2], y noveno en la producción de bebidas alcohólicas destiladas (espirituosas).

---

1 Instituto Español de Comercio Exterior. El vino en cifras. (http://www,winesfromspain.com)

2 Asociación de cerveceros de España, http://www.cerveceros.org

La consecuencia directa de ser un país productor es que también somos un país consumidor. España se encuentra en el séptimo lugar[3], con un consumo medio anual de 10,1 litros de alcohol per cápita. En nuestro país existe un entorno social tolerante y permisivo con respecto al consumo de alcohol. Se da una cierta "normalización" del consumo, banalizando el mismo, que está en consonancia con la baja percepción de riesgo que jóvenes y adultos atribuyen a su consumo.

1. Datos estadísticos sobre el consumo de alcohol

Todos los datos de las distintas encuestas y estudios en España indican continuamente que el alcohol es la sustancia psicoactiva más consumida en nuestro país y apuntan hacia un incremento del consumo de alcohol por parte de las mujeres.

Del mismo modo, como veremos en los siguientes estudios, se observa un cambio en el patrón de consumo entre la población joven, que son el grupo de edad potencialmente fértil, y se constata la generalización de ciertos patrones de consumo intensivo (intoxicaciones etílicas o atracones –binge drinking–) que conllevan riesgos elevados para la salud y el desarrollo psicosocial.

En España existen diferentes fuentes de información sobre el consumo de alcohol, al margen de los datos aportados por los productores. En general, los métodos de estimación se basan en encuestas de estilos de vida o directamente encuestas sobre consumo. Entre las más importantes se encuentran: la Encuesta Domiciliaria sobre Abuso de Drogas (EDADES), dirigida a la población de 15 a 64 años y desarrollada por el Plan Nacional sobre Drogas[4]; la Encuesta Estatal sobre Uso de Drogas en Enseñanzas Secundarias (ESTUDES), dirigida a estudiantes de 14 a 18 años[5], y la Encuesta Nacional de Salud sobre Estilos de Vida y Practicas Preventivas del Instituto Nacional de Estadistica[6]. Las comunidades autónomas han desarrollado también encuestas e indicadores sobre el consumo de drogas en

3 Produktschap Voor Gedistilleerde Dranken. World Drinks Trends: Henley – on – Thames, NTC Publications Ltd; 1996.

4 Plan Nacional sobre Drogas. http://www.pnsd.msc.es/Categoria2/observa/estudios/home.htm

5 Plan Nacional sobre Drogas. Observatorio Español sobre Drogas http://www.pnsd.msc.es/Categoria2/observa/estudios/home.htm

6 Instituto Nacional de Estadística. Encuesta Estatal de Salud sobre Estilos de Vida y Practicas Preventivas. http://www.ine.es.

general y opinión. En el caso de la Generalitat Valenciana, han realizado encuestas tanto la Fundación de Ayuda para la Drogadicción (FAD)[7], como el Equipo de Investigaciones Sociológicas (EDIS)[8]. En todas las ediciones de sus encuestas, se pone de manifiesto que el alcohol sigue siendo la sustancia psicoactiva con un consumo más extendido entre la población española.

Según la Encuesta Nacional de Salud sobre Estilos de Vida y Prácticas Preventivas de 2006 –la última hasta la fecha–, el 68% de las mujeres de la Comunidad Valenciana dicen haber consumido alcohol en los últimos doce meses y un 50% las dos últimas semanas –más de 1 millón de mujeres valencianas–. En torno al 66% de las mujeres españolas entre 16 y 44 años –edad fértil– han consumido alcohol en los últimos 12 meses, unos 6 millones de españolas, mientras que en las dos últimas semanas declaran haber bebido unos 4 millones, alrededor del 47% de las españolas. Por otra parte, la misma encuesta indica que la edad de inicio del consumo ha bajado, desde los 21 años, para el grupo de las mujeres entre 45 y 54 años, a los 17, para el grupo de mujeres entre 16 y 24 años.

Según los datos que nos muestra la última encuesta EDADES 2009/10, el consumo de bebidas alcohólicas se mantiene relativamente estable con respecto a años anteriores, aunque se observa un ligero repunte de consumo con respecto a 2007. El consumo se concentra en fines de semana generando el efecto del *binge drinking* o atracón (beber la máxima cantidad de alcohol posible en el menor tiempo).

Figura 1. Consumo de drogas en los últimos 12 meses en población de 15 a 64 años.

	Hombres	Mujeres
Alcohol	84,4	72,7
Tabaco	48,4	37
Cannabis	14,8	6,2
Hipnosedantes	4,6	9,3
Cocaína	4,2	1
Éxtasis	1,4	0,3
Anfetaminas	1	0,3
Alucinógenos	0,7	0,2
Heroína	0,1	0

Encuesta EDADES 2010. Plan Nacional sobre Drogas

7 Fundación para la Ayuda a la Drogodependencia http://www.fad.es.

8 Equipo de Investigaciones Sociológicas, S.A. http://www.edis-sa.com/

Figura 2. Consumo intensivo de alcohol: atracones o *binge drinking*.

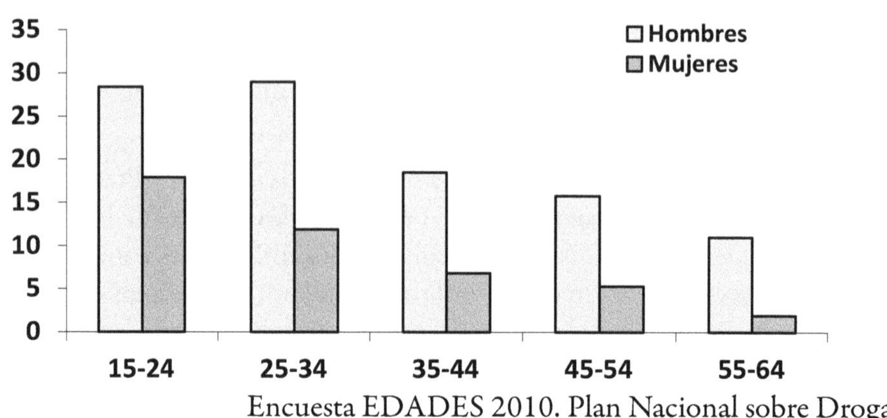

Encuesta EDADES 2010. Plan Nacional sobre Drogas

Si nos fijamos en estadísticas más recientes, como la del estudio de Pérez Alonso-Geta (2010), el 76% de los jóvenes de hasta 30 años ha afirmado consumir bebidas alcohólicas en el último mes. Por sexos, en este estudio es ligeramente mayor el número de chicas que consumen bebidas alcohólicas en general, un 78%, frente al 74% de los chicos. Los combinados y destilados de alta graduación son las bebidas alcohólicas más consumidas por los jóvenes españoles. Así, de ese 76% de los jóvenes menores de 30 años que ha afirmado tomar bebidas alcohólicas durante el último mes, un 81% consumió combinados y destilados de alta graduación.

Si comparamos los resultados de la Encuesta EDADES del 2010 con los del 2007, vemos que ha aumentado el porcentaje de personas que consumen alcohol y el número de personas que se han emborrachado. En 2007, un 60,0% de la población de 15-64 años había bebido alguna vez en los últimos 30 días, concentrándose el consumo en el fin de semana (viernes, sábado y domingo). La proporción de personas que bebían diariamente era bastante reducida, siendo más elevada entre los hombres, especialmente entre los de 35-64 años. De hecho, en 2007, había bebido diariamente en los últimos 30 días un 10,2% de la población de 15-64 años (un 15,3% de los hombres y un 4,8% de las mujeres). En 2007, un 19,1% de la población de 15-64 años se había emborrachado alguna vez en los últimos 12 meses (25,6% de los hombres y 12,4% de las mujeres; 31,8% de la población de 15-34 años y 10,1% de la de 35-64 años).

Por su parte, los datos de la Encuesta Estatal sobre Uso de Drogas en Enseñanzas Secundarias (ESTUDES) indican que en 2008 un 72,9% de los estudiantes de 14-18 años habían consumido bebidas alcohólicas en el último año y un 58,5% en el último mes, concentrándose muchísimo el consumo en el fin de semana. Entre estos estudiantes, la bebida más consumida eran los combinados/cubatas, si bien en días laborables predominaba la cerveza. Los lugares más frecuentes de consumo son los bares o pubs, los espacios públicos abiertos y las discotecas. En 2008, un 47,1% se había emborrachado algún día en los últimos 12 meses y un 29,1% en los últimos 30 días. Además, un 41,4% había tenido "atracones de alcohol", es decir, había tomado alguna vez durante los últimos 30 días 5 o más vasos/copas de bebidas alcohólicas en la misma ocasión –intervalo aproximado de dos horas–).

En la población de 15-64 años la tendencia temporal de la prevalencia de consumo de bebidas alcohólicas de forma esporádica o habitual y de intoxicaciones etílicas parece estable. Entre los estudiantes de 14-18 años ha descendido la extensión del consumo de alcohol, pasando la prevalencia de consumo en los últimos 12 meses de 82,7% en 1994 a 74,9% en 2006 y 72,9% en 2008, y en los últimos 30 días, de 75,1% en 1994, a 58,0%, y 58,5%, en 2006 y 2008 respectivamente; sin embargo, en 2008 continuaba la tendencia ascendente de las borracheras y el consumo intensivo. Así, la prevalencia de borracheras en los últimos 30 días ha pasado de 16,1% en 1994 a 21,7% en 2000, 28,0% en 2004 y 29,5% en 2008.

En 2007 las sustancias psicoactivas más extendidas entre la población española de 15 a 64 años fueron el alcohol y el tabaco. La edad media de primer consumo de las bebidas alcohólicas fue de 16,8 años. La prevalencia de consumo de alcohol en los últimos 30 días fue de 71,4% en hombres y de 49,0% en mujeres.

La experiencia con el alcohol es casi universal en la sociedad española (88% de la población de 15 a 64 años lo ha tomado alguna vez). Además, la mayoría de la población lo consume de forma esporádica o habitual (72,9% lo ha hecho algún día durante el último año; 60% algún día durante el último mes y solo un 10,2% a diario durante el último mes). En cuanto a los consumos más intensivos, un 19,1% de la población de 15-64 años refirió haberse emborrachado en alguna ocasión durante los últimos doce meses y un 12,6% haber ingerido 5 ó más copas o vasos en la misma ocasión (entendiendo por ocasión el tomar varias copas seguidas o en un plazo de un par de horas) durante los últimos 30 días.

El consumo está más extendido entre los hombres que entre las mujeres, algo que se ve reflejado en todos los indicadores, aunque las diferencias relativas son bastante mayores al referirse al consumo frecuente o intenso. Así, por ejemplo, un 80,4% de los hombres había tomado alcohol en el último año, frente a un 65,4% de las mujeres, mientras que un 15,3% de los hombres lo había hecho a diario durante el último mes frente a un 4,8% de las mujeres.

Cabe señalar la disminución de la edad del primer contacto con esta sustancia, así como la forma compulsiva que llega a alcanzar este consumo. Otro aspecto a resaltar es la creciente incorporación de las mujeres jóvenes al consumo de alcohol, de tal modo que, en estos momentos, existe una práctica equivalencia en las tasas de consumo entre ambos sexos en las edades comprendidas entre los 15 y los 18 años (Pons y Berjano, 1999).

Las prevalencias comparadas entre hombre y mujer es de 1,2 hombres por cada mujer para la prevalencia anual de consumo, de 2,1 para la prevalencia anual de borracheras, de 1,5 para la prevalencia mensual de consumo, de 2,7 para la prevalencia mensual de consumo de 5 vasos o más en alguna ocasión, y de 3,2 para la prevalencia de consumo diario en el último mes. Las mujeres muestran un mayor riesgo de sufrir problemas relacionados con el alcohol ante consumos fuertes (Briñez-Horta, 2010).

En un estudio con adolescentes en Girona se vio que un alto porcentaje de consumidores de alcohol superaban en su consumo el umbral de alto riesgo para la salud, principalmente en chicas por las diferencias en el metabolismo del alcohol. Se confirmó, además, la influencia del entorno social (amigos y familia) y la influencia de la percepción de riesgo en el consumo (Avellaneda, Pérez y Font-Mayolas, 2010).

Los datos de estas investigaciones permiten afirmar que la edad de inicio va disminuyendo progresivamente y que el inicio temprano en el consumo de esta sustancia es un claro indicador de la importancia de la familia en su desencadenamiento, puesto que éste aparece en una edad en la que la influencia familiar está más consolidada que la del grupo de iguales (Cano y Berjano, 1988).

Las actitudes tolerantes de los padres con respecto al consumo de bebidas alcohólicas parecen estar en la base de este precoz inicio en su consumo. Ya hemos señalado que nuestro país, además de tradicional productor, se encuentra entre los más consumidores de alcohol por habitante y año. La conocida vinculación de este consumo con actividades familiares y/o sociales es claramente perceptible para el niño.

En definitiva, de lo visto en este punto, se infiere que el consumo de alcohol en España se percibe como algo habitual y normal. Se hace necesaria una intervención preventiva de sensibilización sobre las consecuencias del abuso en el consumo de alcohol, sobre todo en las edades más jóvenes, y, en consecuencia, se hace necesario implicar a los padres en los procesos preventivos a fin de crear un ambiente familiar positivo y ofrecer a los hijos un modelado racional y controlado en el uso familiar de bebidas alcohólicas. La prevención debe incluir a los padres como un agente central de la intervención.

Debemos tomar conciencia de la situación social relacionada con el consumo de alcohol. Así, del estudio de la evolución de los datos estadísticos, se desprende como conclusiones generales que:

a) El consumo de alcohol es un hecho generalizado en la sociedad española.
b) Existe un bajo nivel de percepción de riesgo en su consumo.
c) La edad de inicio en el consumo de alcohol está bajando.
d) El consumo de alcohol por parte de mujeres, en términos relativos, está ascendiendo.

Se está modificando el patrón de consumo, del consumo diario o esporádico hacia el consumo intensivo de fin de semana.

Si añadimos a estas conclusiones que, normalmente, la mujer confirma su embarazo al segundo o tercer mes de gestación y, consecuentemente, en muchas ocasiones no varía su estilo de vida, el riesgo de que se mantenga el consumo de alcohol durante las primeras semanas o meses es muy alto. A continuación, expondremos las consecuencias para el niño de la exposición al alcohol durante la gestación. Dada la gravedad de las mismas, para nosotros es obvia la necesidad de desarrollar campañas de sensibilización para que la población en general, las familias y las mujeres en edad de gestación en particular, tomen conciencia de la necesidad de abstenerse en el consumo de alcohol u otras sustancias si existe el riesgo de estar embarazada.

2. Consumo de alcohol en mujeres embarazadas

De los datos de consumo, hemos considerado, por el objetivo de este texto, tratar de forma independiente la información disponible sobre el consumo de bebidas alcohólicas en mujeres durante la etapa de gestación.

La investigación reciente indica unas prevalencias de consumo de alcohol muy altas en mujeres embarazadas. Un estudio sobre 250 embarazadas de Uruguay y Argentina mostró una prevalencia de 53,9% de consumo de alcohol durante el embarazo (Míguez et al., 2010).

En un estudio con mujeres australianas sobre prevalencia de consumo de alcohol (Maloney et al., 2011), se observó que el 29% de mujeres embarazadas tomaron alcohol en los últimos 12 meses, y un 43% de mujeres que daban pecho a sus hijos habían consumido alcohol en los últimos 12 meses, mientras que el 36% de mujeres embarazadas que a su vez amamantaban habían bebido alcohol en los 12 meses anteriores. La mayoría de mujeres (95%) declararon una reducción de la cantidad de alcohol consumido durante el embarazo o la lactancia. Una alta proporción de la muestra de este último estudio informó de uso de alcohol durante el embarazo o lactancia a pesar de las recomendaciones sanitarias. El Consejo General de Colegios Oficiales de Farmacéuticos, en la cuarta edición del "Plan de Educación Nutricional por el Farmaceutico (PLENUFAR IV)", destinado a la Educación Nutricional en la etapa pre-concepcional, embarazo y lactancia, realizo una encuesta entre cuyos resultados, se destaca que el 41% de las mujeres han consumido alcohol en la etapa pre-concepcional, el 14 % mantuvo el consumo durante el embarazo y el 20% consumió alcohol durante el año inmediato después del parto.

3. Consecuencias del consumo de alcohol en mujeres embarazadas

El etanol, como forma alcohólica alimentaria, es un agente teratógeno que puede causar la muerte fetal o alteraciones intrauterinas más o menos graves. La evidencia científica ha demostrado que el alcohol atraviesa la barrera placentaria y que el feto tiene mayores dificultades que la madre para metabolizarlo. Así, la dosis y el tiempo que actúa sobre el feto en desarrollo es mucho mayor y el organismo fetal es mucho más vulnerable por encontrarse en desarrollo (Abel, 1984).

En cuanto a la posibilidad de períodos críticos a lo largo del embarazo, no hay duda de que el primer mes de gestación, o período de embriogénesis temprana, en que el sistema nervioso y otros órganos empiezan a desarrollarse, es el período de mayor vulnerabilidad del feto a los efectos tóxicos y teratogénicos del alcohol (Guerri, 1998). Un alto consumo durante este período se asocia con las malformaciones faciales presentes en niños con Síndrome Alcohólico Fetal (SAF) y con retraso mental. Algunos estudios indican que incluso un consumo moderado (16 g. etanol/día, equivalente a 160 ml de vino) antes o durante el primer trimestre de gestación se asocia con deficiencias neuro-comportamentales en el adolescente (Olson et al., 1997).

Sin embargo, el desarrollo del cerebro ocurre durante toda la gestación, y solo termina dentro del período neonatal, por lo que no hay períodos seguros: el alcohol puede causar daño en el feto a lo largo de todo el embarazo, como lo demuestran los estudios experimentales en animales, y como indica también la evidencia clínica (Guerri, 1998).

Aun cuando no puede hablarse de dosis tóxicas y dosis que no lo son, lo cierto es que la gravedad e incidencia de las malformaciones dependen del consumo cuantitativo de alcohol, duración de la exposición al mismo, fase del alcoholismo materno en el momento del embarazo, tiempo de exposición al alcohol durante el embarazo y diferenciación en las actividades de la enzima alcohol deshidrogenasa (Holtorff y Hinkel, 1981).

En términos de niveles de consumo de alcohol y riesgo de que nazcan niños con SAF, la investigación indica que este se incrementa si el consumo es mayor de 1 onza (28 gramos) de alcohol absoluto por día. Un estudio publicado en 1992 en el Journal of Pediatrics (citado en Cancino y Zegarra, 2003) encontró un 10% de riesgo de SAF en madres que consumían de 1 a 2 onzas por día (2-4 vasos de bebidas alcohólicas) y este se incrementa al 19% si el consumo estaba por encima de las 2 onzas por día (más de 4 vasos de bebidas alcohólicas). Otros estudios han sugerido que, en mujeres con alcoholismo crónico (usualmente más de 6 vasos de bebidas alcohólicas por día), el riesgo de SAF puede ser del 40% o más. Por lo tanto, no se ha establecido un límite seguro para el consumo de alcohol durante el embarazo, siendo la abstinencia la mejor recomendación (Cancino y Zegarra, 2003) La mayoría de los autores coinciden en que el grado del síndrome se relaciona con la severidad del alcoholismo materno, debido en parte a la incapacidad materna de metabolizar el acetaldehído (Majewski, 1981).

Amplios estudios prospectivos en que se han estudiado multitud de variables indican que consumos de 1-2 copas (100-200 ml de vino) o 1-2 cervezas de 5 grados de alcohol al día, equivalentes a 12-24 g. de etanol/día, se asocian generalmente a alteraciones del comportamiento en el hijo relativamente sutiles (falta de atención, hiperactividad, deficiencias en la resolución de problemas aritméticos, bajo rendimiento escolar, etc.) que se manifiestan en la infancia o en la edad escolar. Algunos estudios recientes indican que incluso la ingesta de tan solo una copa a la semana puede causar déficit en el niño o en el adolescente (Olson et al., 1997; Willford et al., 2004).

Así, en un estudio realizado por Sood et al. (2001) se demostró que hijos de 6 y 7 años de madres que consumieron una sola bebida alcohólica a la semana durante el embarazo tenían más probabilidades de presentar problemas de conducta, tales como agresividad o delincuencia, que los hijos de madres que no consumieron alcohol. Igualmente se observó que niños de 14 años cuyas madres consumieron una sola copa a la semana eran significativamente más bajos y delgados y tenían un perímetro cefálico más pequeño (un indicador posible del tamaño del cerebro) que los hijos de mujeres que no consumieron nada de alcohol.

En un estudio longitudinal durante 9 meses, se hallaron patrones lineales entre la cantidad de alcohol prenatal y los resultados en desarrollo mental, sensorial y motor de niños en edad temprana. Problemas en el área social y la interacción infantil se encontraron significativamente asociados a un nivel de exposición prenatal al alcohol de una a tres bebidas de alcohol por semana. Y los niños expuestos a cuatro o más bebidas por semana mostraron una relación significativa con variables de comportamiento (Williams, Carmichael y Croninger, 2010).

El patrón de consumo y el período gestacional en que tuvo lugar influyen también en la frecuencia y gravedad de las alteraciones. Además de estos efectos sobre el hijo que nace vivo, hay que recordar que el alcohol aumenta el riesgo de abortos espontáneos y de mortinatos (Guerri y Rubio, 2006). Así, un estudio danés reciente (Kesmodel et al., 2002a, 2002b) indica que el consumo materno semanal de 5 o más copas, comparado con el de hasta una copa a la semana, multiplica por 3 el riesgo de aborto. Un estudio con embarazadas de Missouri de 1989 a 2005 muestra el mecanismo por el que se produce morbilidad y mortalidad debidas al alcohol asociado a los síndromes asociados a la placenta (Salihu et al., 2011).

Sudáfrica tiene la mayor prevalencia de Trastornos del Espectro Alcohólico Fetal (TEAF)[9]del mundo y un estudio muestra que existen factores asociados a TEAF y al consumo de alcohol por mujeres durante el embarazo relacionados con la edad, el estado civil, las condiciones de vida, el consumo de tabaco, el tiempo de embarazo hasta el primer reconocimiento, el número de parejas sexuales, la violencia de pareja y los síntomas depresivos (O'Connor et al., 2011).

Por otro lado, durante la lactancia, el alcohol pasa a la leche y produce en el niño trastornos en el ritmo del sueño y en el desarrollo motor, por lo que se recomienda la abstención de bebidas alcohólicas, al menos varias horas antes de amamantar (Little et al., 1989; Guerri y Sanchis, 1986).

En resumen, las evidencias clínicas y de laboratorio sobre el efecto teratógeno del etanol (bebidas alcohólicas) son incuestionables. En cuanto a la existencia de un umbral mínimo de seguridad, las diferencias individuales hacen pensar que no existe ningún nivel mínimo seguro aunque las evidencias apuntan a una relación entre cantidad de bebidas alcohólicas ingeridas y gravedad de los efectos en el feto. Por ultimo, con respecto al momento de la gestación en el que se produce la ingesta de nuevo, no existe ningún momento en el que se pueda decir que no existe riesgo de daño. También en este caso, las evidencias clínicas apuntan a un daño mayor y más generalizado cuando el consumo se realiza en los primeros meses de gestación pero no se asegura que no exista daño en otro momento, incluso durante la lactancia.

9 Para mayor clarificación del concepto hemos dedicado el capítulo II íntegramente a la conceptualización de Síndrome Alcohólico Fetal y Trastornos del Espectro Alcohólico Fetal.

Capítulo 2.

Del Síndrome Alcohólico Fetal (SAF) al Trastorno del Espectro Alcohólico Fetal (TEAF)

1. Evolución del término

Los efectos del alcohol sobre el feto se han descrito y observado hace ya muchos años. Así, podemos encontrar descripciones en textos como *Anatomía sobre la melancolía*, de Robert Burton, en 1621, e *Inquiry into the Effects of Spiritous Liquors upon the Human Body,* de Benjamin Rush, en 1808. Pero fue en 1968 cuando Lemoine et al. describen formalmente los síntomas asociados con la exposición prenatal al alcohol en la literatura científica y, en 1973, cuando Ken Jones, David Smith et al., publican dos artículos en los que describen una serie de características comunes en 11 niños cuyas madres eran declaradamente alcohólicas y con evidencias de haber continuado consumiendo durante el embarazo. Estos patrones les llevaron a determinar la existencia de un síndrome consecuencia del alcoholismo o, mejor dicho, del consumo de alcohol por las madres gestantes que denominaron Síndrome Alcohólico Fetal (SAF).

El SAF es la condición más severa y mejor descrita en los descendientes vivos de las mujeres que consumen alcohol durante el embarazo. Se caracteriza por malformaciones faciales, deficiencias de crecimiento y déficits del sistema nervioso central (Jones and Smith, 1973) que cursará, consecuentemente, con retraso mental. El

SAF es la principal causa prevenible de retraso mental en el mundo occidental (Abel y Sokol, 1987) y, como tal, constituye un problema grave de salud pública. Entre todas las causas de retraso mental, ordenadas en función de la prevalencia, el consumo de alcohol materno durante la gestación se sitúa después de las alteraciones genéticas como el síndrome de Down y el síndrome del X frágil (Evrara, 2010). No obstante, seguramente estos datos variarán, dado que la introducción del diagnóstico precoz por medio de la amniocentesis está haciendo descender el número de niños afectados por estos síndromes.

En los últimos 40 años, la creciente evidencia ha llevado a una mayor atención sobre el papel que el consumo de alcohol prenatal tiene en la aparición de una amplia gama de problemas de desarrollo en los niños afectados. Los efectos adversos asociados con la exposición prenatal al alcohol varían dependiendo de la cantidad y el patrón de consumo de alcohol (Sokol, Delaney-Black y Nordstrom, 2003).

La exposición prenatal al alcohol puede dar lugar a trastornos del desarrollo que afectarán al individuo durante toda su vida. El Síndrome de Alcoholismo Fetal es un término genérico usado para referirse a los trastornos de tipo físico, mentales, conductuales y de aprendizaje consecuencia del consumo materno de alcohol durante los meses de gestación (Chudley et al., 2005); aunque no es un término o concepto diagnóstico reconocido en el DSM-IV[10] de la APA, si lo es en el CIE[11] de la OMS. Algunos de los trastornos asociados al SAF implican alteraciones en el funcionamiento ejecutivo (Rasmussen y Bisanz, 2009), memoria, atención, percepción viso-espacial, aprendizaje declarativo, planificación, flexibilidad cognitiva o velocidad de procesamiento (Olson et al., 1998), así como retraso en el lenguaje y en el desarrollo motor (Mattson y Riley, 2000). Estos niños suelen desarrollar un coeficiente intelectual inferior a la media, tienen bajo rendimiento escolar y problemas de aprendizaje (Streissguth et al., 1994). Otros problemas colaterales que presentan los individuos que han padecido exposición al alcohol durante la gestación incluyen problemas de salud mental, conductas sexuales inapropiadas, problemas con la justicia, abuso del alcohol y las drogas, absentismo y abandono de la escuela, etc. (Streissguth, 1997). Por lo general, solo se utiliza el término Síndrome Alcohólico Fetal cuando el niño muestra alteraciones físicas faciales, retraso mental y existe confirmación del consumo de alcohol materno. En el resto de casos, aun con la sospecha de que la causa sea el consumo de alcohol materno, se utiliza la etiqueta diagnóstica del síntoma más importante, por ejemplo, retraso mental o déficit de atención e hiperactividad.

10 Manual Diagnostico y Estadístico de los Trastornos Mentales (American Psychiatric Association).

11 Clasificación de trastornos mentales (Organización Mundial de la Salud).

La investigación ha demostrado la falta de consistencia de las características del SAF. Así, algunos niños expuestos al alcohol en periodos prenatales muestran todas las características físicas (fenotipo facial y retraso del crecimiento, etc.), pero otros no desarrollan estas características fenotípicas (Rasmussen, Horne y Witol, 2006). Sin embargo, el grado de alteraciones neuroconductuales no necesariamente difiere entre aquellos con y sin características físicas del SAF (Mattson et al., 1998; Sampson et alt, 2000). Muchos niños solo desarrollan problemas neurológicos; otros, problemas de atención y aprendizaje... (Stratton, Howe y Battaglia, 1996). Este hecho, junto con lo estigmático de la etiqueta diagnostica del SAF, ha llevado a desarrollar otras categorías diagnósticas, como Síndrome Alcohólico Fetal Parcial (SAFP), Trastornos del Neurodesarrollo Relacionados con el Alcohol (ARND, acrónimo anglosajón) o Defectos de Nacimiento Relacionados con el Alcohol (ARBD, acrónimo anglosajón) (Stratton, Howe y Battaglia, 1996). ARND y ARBD incluyen a los niños que carecen de rasgos faciales característicos del SAF pero desarrollan retraso mental u otros problemas de atención, hiperactividad y/o déficit cognitivo o social afectados por el alcohol (Harpur, Wouters y Bastiaens, 2001; Inaba y Cohen, 2004). ARND implica anormalidades en el sistema nervioso central, y ARBD implica numerosas irregularidades físicas (Inaba y Cohen, 2004). Dado que la intervención sobre estos niños es muy semejante y se considera que, en el origen de estos trastornos, es común el consumo de alcohol por parte de la madre durante la gestación en mayor o menor medida, se ha acuñado un término más general para agrupar a todos los trastornos teratogénicos por consumo de alcohol, Trastornos del Espectro Alcohólico Fetal –TEAF o FASD en inglés– (O'Malley y Hagerman, 1999; Streissguth y O'Malley, 2000). Aunque este término es utilizado en la literatura científica, sigue sin ser reconocido como etiqueta diagnostica en el DSM-IV, ni está prevista en los borradores del DSM- V de la APA[12]. Por el contrario. en la CIF- 2010 de la OMS aparece clasificada dentro del apartado XVII siguiendo esta secuencia:

> Malformaciones congénitas, deformaciones y anormalidades cromosómicas:
>
> Otras malformaciones congénitas:
>
> Síndromes de malformación congénita debido a causas co nocidas, no clasificadas en otra parte:
>
> Síndrome Alcohólico Fetal Q86.0 [13]

Los trastornos del comportamiento son comunes en niños con TEAF. Los cuidadores de estos niños, sean los padres/madres u otros cuidadores, a menudo narran que son impulsivos y no desarrollan temor a las consecuencias de su con-

12 http://www.dsm5.org/Pages/Default.aspx

13 http://apps.who.int/classifications/icd10/browse/2010/en

ducta ni sentimientos de culpa (Janzen, Nanson y Block, 1995). También se ha descrito que, como consecuencia de la exposición prenatal al alcohol, estos niños desarrollan problemas en atención social y control de la agresividad medida por la Child Behavior Checklist (Mattson y Riley, 2000) y en delincuencia (Roebuck, Mattson y Riley, 1999).

La exploración de estos déficits es muy valiosa para mejorar nuestros conocimientos sobre el perfil neuropsicológico de estas personas y, en última instancia, para mejorar el diagnóstico y tratamiento. Uno de los déficit cardinales en TEAF es la función ejecutiva y la memoria de trabajo (Rasmussen, 2005), que se refiere a los procesos cognitivos de orden superior implicados en el pensamiento y la acción bajo el control consciente realizada necesariamente para alcanzar un objetivo o meta (Zelazo y Muller, 2002; Welsh, Pennington y Grossier, 1991). Se trata de habilidades como la planificación, la inhibición conductual, memoria de trabajo, búsqueda organizada, sistema de desplazamiento, el empleo de estrategia, pensamiento flexible y la fluidez. Se cree que la función ejecutiva está localizada en la corteza frontal (Roberts y Pennington, 1996; Stuss y Knight, 2002), y se ha descrito que la exposición prenatal al alcohol afecta negativamente al desarrollo de la corteza frontal (Mihalick et al., 2001; Sowell et al., 2002; Wass, Persutte, y Hobbins, 2001).

2. Síntomas y rasgos característicos de los trastornos del espectro alcohólico fetal

Como habrá quedado claro anteriormente, existe un conjunto de síntomas y rasgos comunes a todas las personas afectadas por la presencia del alcohol a nivel prenatal. Estos rasgos y síntomas van de mayor a menor gravedad dibujando un cierto continuo desde lo más genérico (Trastorno del Espectro Alcohólico Fetal) hasta lo más concreto (Síndrome Alcohólico Fetal).

Se necesitan tres condiciones para poder establecer el diagnóstico de fetopatía o embriopatía alcohólica (Síndrome Alcohólico Fetal):

1. Historia de alcoholismo materno.
2. Signos morfológicos de embriopatía o fetopatía.
3. Concentración de etanol en sangre y orina fetal.

Figura 1. Trastornos que forman el Espectro Alcohólico Fetal

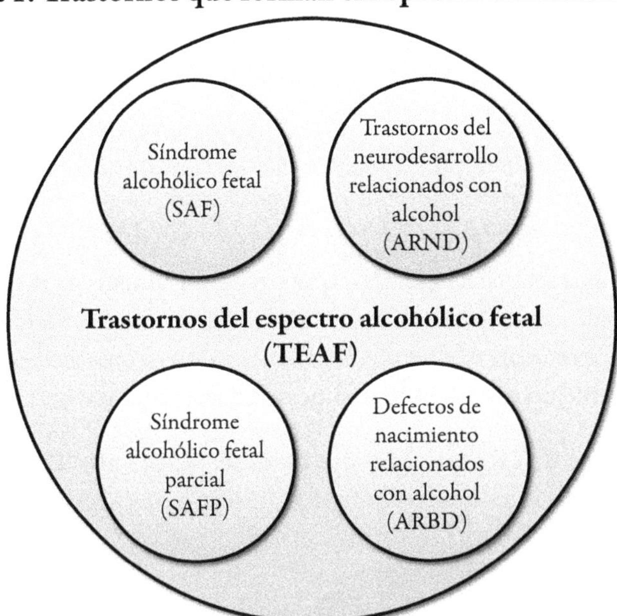

Como puede resultar obvio, la última prueba solo se practica cuando existen sospechas y, en todo caso, solo daría positivo si el consumo se hubiera dado en las últimas horas o días.

Muchos niños con SAF presentan además anomalías en otros órganos; son particularmente frecuentes las cardíacas (Streissguth, 1994) y, sobre todo, las del aparato visual (estrabismo, miopía, hipoplasia del nervio óptico, alteraciones de los vasos retinianos con ceguera...), con afectaciones cercanas al 90% de los niños con SAF. Las alteraciones del aparato visual, así como las del sistema auditivo (sordera, disfunciones del procesamiento auditivo), están relacionadas con la vulnerabilidad del sistema nervioso frente a los efectos tóxicos del alcohol (Guerri y Rubio, 2006).

Las características físicas que distinguen a los niños con Síndrome Alcohólico Fetal son las siguientes:

- Fisuras palpebrales con percentil igual o inferior a 10, esto es, distancia corta entre extremos interior y exterior de los ojos, ojos pequeños y muy próximos entre sí.
- Borde del labio superior delgado.
- Filtrum o surco nasolabial –que es la línea entre la nariz y el labio superior– indistinguible.
- Parte media o zona premaxilar de la cara aplanada o pequeña (pómulos y nariz).

Así mismo, existe otro grupo de rasgos asociados:

- Pliegue epicántico, característico del parpado en la parte interior del ojo (en la unión de los párpados con el lagrimal).
- Puente nasal bajo o aplanado.
- Anomalías menores en orejas, nariz corta, alas de la nariz pequeñas.
- Alargamiento de mandíbula.
- Frente pequeña asociada a microcefalia y pliegue epicanto.

Todas estas características faciales, que expresan defectos en el desarrollo del mesodermo facial, se suavizan con el crecimiento debido a la maduración lenta del macizo facial (Wattendorf y Muenke, 2005) y pueden desaparecer, de modo que en la adultez es posible no distinguir a una persona afectada solo por el aspecto facial.

Figura 2. Rasgos faciales característicos asociados al Síndrome Alcohólico Fetal (Traducido de (Medina, 2011))

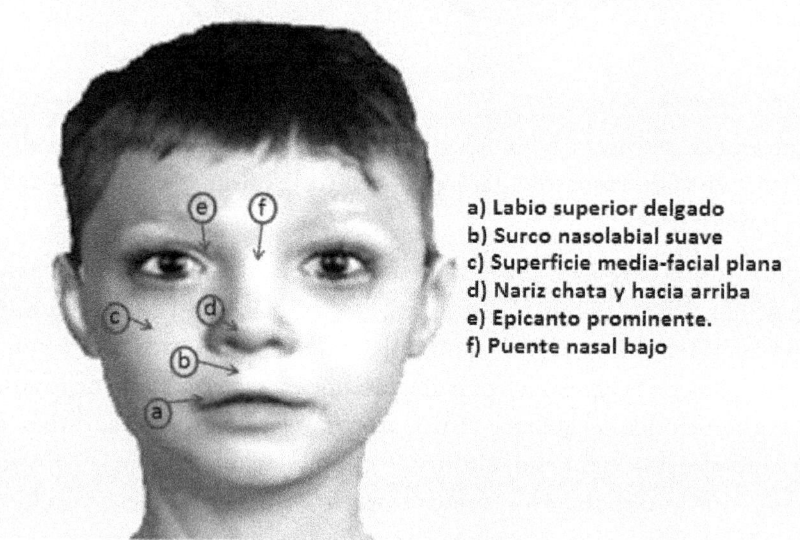

Las alteraciones del sistema nervioso central son las consecuencias más constantes, permanentes y graves de la exposición prenatal al alcohol, y no solo se observan en el SAF, sino también en las formas parciales, sin o con pocas anomalías morfológicas externas. La mayoría de estos niños presentan algún grado de retraso mental y de hiperactividad, y manifiestan problemas en el lenguaje, el aprendizaje y la memorización, alteraciones emocionales y anomalías del comportamiento, con dificultades escolares y de socialización. Estudios recientes (Sowell et al., 2001; Riley y McGee, 2005), con técnicas de neuroimagen, han correlacionado estas deficiencias con alteraciones en algunas áreas cerebrales, tales como hipoplasia o incluso agenesia del cuerpo calloso, atrofia cortical y reducción del tamaño de los ganglios basales y del cerebelo.

La mayoría de las alteraciones estructurales y muchos de los signos de desarrollo son evidentes ya en el momento del nacimiento, si bien otros se irán manifestando a corto o largo plazo (Hannigan y Armant, 2000). Debemos incidir en que, básicamente, son los rasgos faciales los que definen el SAF. Si estos rasgos, en mayor o menor medida, no están presentes, no se puede diagnosticar el Síndrome Alcohólico Fetal, aunque sí podríamos considerar la posibilidad de trastornos del espectro alcohólico fetal.

Los niños nacidos de madres que beben también están en riesgo por las consecuencias físicas del alcoholismo en la madre y el estilo de vida familiar –por ejemplo, traumatismos, caídas o desnutrición–, aspectos psico-sociales que pueden conducir a consecuencias negativas adicionales para el feto, durante el embarazo y el desarrollo del niño (Larkby y Day, 1997).

Hasta el momento no se ha estudiado el alcohol como causante de cromosomopatías, es decir, no se han determinado sus posibles efectos en la gametogénesis. No obstante, sí existen estudios que sugieren una asociación entre el Síndrome Alcohólico Fetal y algunas cromosomopatías, entre las que se destacan las siguientes: aneuploidías, trisomía 21, delección, inversión y traslocación en diferentes cromosomas (Cañete et al., 1996).

3. Alteraciones asociadas a los trastornos del espectro alcohólico fetal

La exposición prenatal al alcohol, como ya se ha repetido en varias ocasiones en este texto, es hoy considerada como una de las principales causas prevenibles de retraso mental (Abel y Sokol, 1987). La investigación médica y epidemiológica desde principios de 1970 ha recogido una cantidad considerable de pruebas de apoyo de una asociación negativa entre la exposición prenatal al alcohol y la salud de los niños (Nilsson, 2008). SAF y TEAF siguen representando la causa más común de las alteraciones congénitas y neuroconductuales, incluyendo retraso mental (Riley y McGee, 2005).

Más allá de un punto de vista teratológico, parece claro que los bebés recién nacidos son capaces incluso de adquirir rápidamente información sobre los atributos sensoriales y farmacológicos del alcohol. La exposición al alcohol prenatal, neonatal e infantil, aun en bajas dosis, permite la oportunidad para el procesamiento de estos atributos, para establecer asociaciones entre ellos o incluso para adquirir recuerdos relacionados con el contexto emocional que rodea el contacto inicial con el alcohol. Estas primeras experiencias pueden tener efectos a corto y largo plazo sobre la capacidad de respuesta posterior al alcohol en términos de facilitar el posterior reconocimiento, la discriminación y hasta la aceptación de las propiedades quimiosensoriales de la droga (Molina et al., 2007).

Los niños con trastornos del espectro del alcoholismo fetal (TEAF) presentan problemas cognitivos, neuropsicológicos y conductuales, y numerosas trastornos secundarios, incluyendo depresión y trastornos de ansiedad. En general, la investigación sugiere que existen mecanismos que relacionarían los TEAF con la aparición en términos estadísticos de mayor afectación y numero de enfermedades mentales (Hellemans et al., 2010). Así, por ejemplo, Olson et al. (1998) sugieren que los individuos con TEAF son constitucionalmente más vulnerables, lo que hace que surjan más problemas cuando son expuestos a factores de estrés. El tipo de problemas asociados suelen ser asimilables a los presentados por niños con trastornos por déficit de atención e hiperactividad o trastorno negativista desafiante, con los mismos problemas de atención y control de la conducta.

La problemática de la identificación, la indefinición y la confusión en el diagnostico llevan a no detectar estos problemas y, como consecuencia de la falta de atención, a desarrollar cuadros más graves que serán detectados en el momento de la escolarización. Barry et al. (2007) analizan el gran número de niños expuestos al alcohol durante la gestación que no fueron identificados y derivados a programas de intervención temprana, por lo que la evolución de la sintomatología se agravó significativamente.

Capítulo 3.

Sistemas de diagnóstico y detección

Los trastornos del desarrollo relacionados con las alteraciones producidas por el consumo de alcohol durante la gestación son susceptibles de ser detectadas y tratadas de forma precoz. La efectividad de la atención temprana se relaciona directamente con la precocidad de la intervención, la intensidad de la misma y la gravedad de la afectación.

En la actualidad no existe un tratamiento médico específico para el Síndrome Alcohólico Fetal o los Trastornos del Espectro Alcohólico Fetal en general. En el caso que nos ocupa, la intervención en atención temprana no va a depender de que se haya diagnosticado el síndrome o no. Nuestra intervención es sintomática y actuaremos ante un retraso psicomotor o un déficit de atención o el síntoma que primero se evidencie.

Se debe contemplar, en este sentido, el valor añadido que comporta el conocimiento del diagnóstico de la causa de tales síntomas y las implicaciones psicosociales a nivel familiar. El sentimiento de culpabilidad que puede desarrollarse en padre y/o madre por el consumo no consciente o consciente puede llevar a una crisis que desencadene una ruptura familiar. Por tanto, deberemos valorar hasta qué punto es necesario o no indagar sobre los hábitos de vida y consumo de alcohol a nivel familiar en general, y particularmente, por parte de la madre durante la etapa de gestación.

En muchas ocasiones, nos encontramos con niños o adultos que presentan un cuadro de trastornos por déficit de atención e hiperactividad, retraso mental e incluso algún trastorno dentro del espectro autista, etc. En cualquier caso, intentar confirmar el consumo de alcohol por parte de la madre es también una de las cuestiones más difíciles, dado que se trata de recordar comportamientos o hábitos en ocasiones desarrollados tiempo atrás. Cuando se trata de un Síndrome Alcohólico Fetal, con signos dismórficos evidentes, retraso mental y trastornos del comportamiento con déficit de atención e hiperactividad, puede parecer más fácil de diagnosticar, aunque siempre faltará la confirmación materna del consumo de alcohol durante la gestación. En este sentido debemos apoyarnos con la labor del trabajador social, quien puede aportar información sobre las condiciones sociales, hábitos y estilos de vida de la familia.

Lo realmente complejo es determinar si un déficit de atención e hiperactividad tiene como origen o se relaciona con el consumo de alcohol de la madre durante el embarazo. En la mayoría de las ocasiones, estos casos no se detectan hasta que se evidencian los trastornos del desarrollo al empezar la escolaridad obligatoria (Abel, 1996).

La indagación sobre si el origen del problema que presenta el niño está en la exposición al alcohol durante su gestación, es difícil, ya que requiere la confirmación positiva de consumo materno de alcohol. Esta confirmación puede estar basada en sospechas previas, en la observación clínica, en auto-informes o en expedientes médicos. Puede solicitarse, para confirmar una sospecha, algunos marcadores biológicos, como el nivel de alcohol en la sangre, el pelo o el meconio según el momento.

Mejorar la metodología actual para la detección del consumo de alcohol en las madres gestantes por medio de enfoques bio-psico-sociales más novedosos puede proporcionar la posibilidad de un diagnóstico más temprano y más amplio, lo que permitirá una intervención preventiva hacia el consumo y, en todo caso, la intervención temprana en el niño bajo sospecha, con el fin de evitar que el trastorno se desarrolle o, en caso de desarrollarse, lo haga con la mínima gravedad posible.

Debemos recordar aquí que, aunque es reconocido el efecto del consumo del alcohol durante el embarazo como la causa prevenible de retraso mental más importante, sin embargo, el Síndrome Alcohólico Fetal no está reconocido como entidad diagnóstica en el DSM-IV ni tenemos noticias de que se vaya a incluir en la nueva versión DSM-V, aun mucho menos los Trastornos del Espectro Alcohólico fetal. Nos centraremos por tanto, en conocer la existencia de consumo materno solo como fuente de información para determinar la causa del trastorno del desarrollo que presente el niño.

1. Detección de consumo de alcohol

Mientras que en el caso del Síndrome Alcohólico Fetal las características físicas ayudan a determinar su existencia, las formas menos graves de los trastornos del espectro alcohólico fetal requieren la confirmación del consumo por parte de la madre. En la inmensa mayoría de las ocasiones, los informes de consumo materno previo son inexactos o simplemente no están disponibles (Russell et al., 1994). El diagnóstico de SAF basado en los informes de consumo de alcohol materno gestacional puede ser una tarea compleja, ya que debe superar el sentimiento de culpabilidad, vergüenza y estigmatización que las mujeres pueden desarrollar, por lo que se recomienda la intervención interdisciplinar al menos entre pediatras, psicólogos y trabajadores sociales.

Existen diferentes herramientas, cuestionarios y entrevistas estructuradas o semiestructuras para ayudar a la detección de consumo de alcohol que se han utilizado durante años en los adultos para ayudar a identificar los problemas de los bebedores (Morse, Gehshan y Hutchins, 1997). Estas pruebas consisten en general en un conjunto de preguntas relacionadas con el consumo de alcohol y sus consecuencias. En la tabla 1 vemos algunos de estos instrumentos con sus características.

Tabla 1. Diferentes cuestionarios y entrevistas de screening del consumo de alcohol (adaptado de (Morse, Gehshan y Hutchins, 1997))

Instrumento	Características	Documentación
T-ACE (Tolerance-Annoyed Cut down Eye Opener)	Cuatro preguntas screening sobre el consumo. Diseñado para detectar el consumo peligroso en general. No específico para mujeres.	Sokol, Martier y Ager, 1989
TWEAK (Tolerance Worry Eye Opener Amnesia Cut-Down)	Cinco preguntas de screening.	Russell, 1994; Russell et al., 1994
4 P's y 5P's	Cuatro y cinco preguntas sobre el consumo de alcohol y otras sustancias. Específica para mujeres embarazadas.	Kennedy, Finkelstein, Hutchins y Mahoney, 2004
TQDH (Ten Question Drinking History)	Diez preguntas centradas en el consumo de alcohol.	Weiner, Rosett y Edelin, 1982
AUDIT (Alcohol Use Disorder Identification Test)	Diez preguntas combinadas sobre el consumo de bebidas alcohólicas y las consecuencias de su consumo.	Saunders, Aasland, Babor, De La Fuente y Grant, 1993

Los cuestionarios, como el Test de Identificación de Trastornos por Consumo de Alcohol (AUDIT), el CAGE y sus versiones modificadas (es decir, TWEAK y T-ACE), el Michigan Alcoholism Screening Test (MAST) y el Timeline Followback calendar (TLFB), se han manifestado como herramientas eficaces para distinguir los bebedores de riesgo de los de no riesgo (Bradley et al., 1998; Russell et al., 1994; Sokol, Delaney-Black y Nordstrom, 2003). Sin embargo, no todas estas herramientas se han desarrollado y validado para ser utilizadas en una población de embarazadas (Chudley et al., 2005).

Se dispone de una versión en castellano del cuestionario AUDIT publicado por la Conselleria de Bienestar Social en colaboración con la OMS (Babor, Higgins-Biddle, Saunders y Monteiro, 2001). En esta publicación se ofrecen dos versiones, la entrevista y la forma de autoaplicación. Los cuestionarios de screening, de un número reducido de preguntas (cuatro o cinco), han sido criticados por la baja validez de los mismos. En un estudio reciente, Manich y colaboradores (2011) comparan la detección del consumo de alcohol de las madres mediante cuestionario y mediante la búsqueda de FAEE (fatty acid ethyl esters) en el meconio de los niños en un grupo de 62 mujeres que habían negado el consumo durante la gestación. Los marcadores biológicos en el meconio evidenciaron que diez de ellas habían consumido. No obstante, debemos tener en cuenta que la mayoría de los cuestionarios no están diseñados específicamente para detectar el consumo de alcohol en embarazadas, más bien son cuestionarios genéricos para detectar la dependencia al alcohol. En este sentido, los resultados apuntan hacia una validez relativa. En concreto, el AUDIT es un instrumento muy utilizado (Allen et al., 1997) y, en nuestro país, existen varios estudios de validación (Rubio y cols., 1998; Martínez Delgado, 1996) con buenos resultados. No obstante, tal como apuntan Saiz y cols. (2002), la detección debe realizarse necesariamente complementando la información de los cuestionarios con entrevistas y una anamnesis más extensa.

Figura 3. Cuestionario AUDIT (Babor y cols., 2001)

Test de Identificación de Trastornos por consumo de alcohol: versión de entrevista.

Lea las preguntas tal como están escritas. Registre las respuestas cuidadosamente. Empiece el AUDIT diciendo «Ahora voy a hacerle algunas preguntas sobre su consumo de bebidas alcohólicas durante el último año». Explique qué entiende por «bebidas alcohólicas» utilizando ejemplos típicos como cerveza, vino, vodka, etc. Codifique las respuestas en términos de consumiciones («bebidas estándar»). Marque la cifra de la respuesta adecuada en el recuadro de la derecha.

1. ¿Con qué frecuencia consume alguna bebida alcohólica?
(0) Nunca (Pase a las preguntas 9-10)
(1) Una o menos veces al mes
(2) De 2 a 4 veces al mes
(3) De 2 a 3 veces a la semana
(4) 4 o más veces a la semana

2. ¿Cuantas consumiciones de bebidas alcohólicas suele realizar en un día de consumo normal?
(0) 1 o 2
(1) 3 o 4
(2) 5 o 6
(3) 7, 8, o 9
(3) 10 o más

3. ¿ Con qué frecuencia toma 6 o más bebidas alcohólicas en un solo día?
(0) Nunca
(1) Menos de una vez al mes
(2) Mensualmente
(3) Semanalmente
(4) A diario o casi a diario
Pase a las preguntas 9 y 10 sí la suma total de las preguntas 2 y 3 = 0

4. ¿Con qué frecuencia en el curso del último año ha sido incapaz de parar de beber una vez había empezado?
(0) Nunca
(1) Menos de una vez al mes
(2) Mensualmente
(3) Semanalmente
(4) A diario o casi a diario

5. ¿Con qué frecuencia en el curso del último año no pudo hacer lo que se esperaba de usted porque había bebido?
(0) Nunca
(1) Menos de una vez al mes
(2) Mensualmente
(3) Semanalmente
(4) A diario o casi a diario

6. ¿Con qué frecuencia en el curso del último año ha necesitado beber en ayunas para recuperarse después de haber bebido mucho el día anterior?
(0) Nunca
(1) Menos de una vez al mes
(2) Mensualmente
(3) Semanalmente
(4) A diario o casi a diario

7. ¿Con qué frecuencia en el curso del último año ha tenido remordimientos o sentimientos de culpa después de haber bebido?.
(0) Nunca
(1) Menos de una vez al mes
(2) Mensualmente
(3) Semanalmente
(4) A diario o casi a diario

8. ¿Con qué frecuencia en el curso del último año no ha podido recordar lo que sucedió la noche anterior porque había estado bebiendo?
(0) Nunca
(1) Menos de una vez al mes
(2) Mensualmente
(3) Semanalmente
(4) A diario o casi a diario

9. ¿Usted o alguna otra persona ha resultado herido porque usted había bebido?
(0) No
(2) Sí, pero no en el curso del ultimo año
(4) Sí, el último año

10. ¿Algún familiar, amigo, médico o profesional sanitario ha mostrado preocupación por su consumo de bebidas alcohólicas o le han sugerido que deje de beber?
(0) No
(2) Sí, pero no en el curso del ultimo año
(4) Sí, el último año.

Registre la puntuación total aquí

Si la puntuación total es mayor que el punto de corte recomendado, consulte el Manual de Usuario

 2. Marcadores biológicos

La identificación de niños afectados por alcohol ha sido tradicionalmente complicada, tal como hemos expuesto en el punto anterior, por la ausencia de marcadores biológicos. El único marcador biológico del impacto del alcohol en el niño, hasta hace unos años, era el de los rasgos faciales del SAF, y eso solo no era un buen indicador de los efectos neuropsicológicos conocidos del alcohol. No había otros rasgos biológicos conocidos que fueran suficientemente específicos como marcadores (Sampson et al., 1997).

El establecimiento de un marcador biológico para la exposición al alcohol puede ayudar a superar la dependencia de un médico sobre la libre presentación de informes para confirmar el consumo materno de etanol durante el embarazo y puede ser un paso crítico para asegurar el diagnóstico de TEAF. Desgraciadamente, la medición de etanol en sangre, por sí misma, no es evidencia suficiente para apoyar la exposición al alcohol del feto a largo plazo, ya que es una molécula altamente hidrofílica que se elimina rápidamente.

Recientemente, el análisis del meconio para detectar daño fetal debido a alcohol se ha mostrado como un biomarcador adecuado para la detección de la exposición prenatal al alcohol (Chudley et al., 2005; Caprara et al., 2007). En el Instituto de Investigación del Hospital del Mar de Barcelona y bajo la dirección del Dr. Oriol Vall, se han realizado y están realizando estudios sobre el análisis del meconio. Como expusimos en el apartado anterior, los ésteres etílicos de ácidos grasos (siglas en inglés: FAEEs) son un nuevo biomarcador de daño fetal asociado a la exposición al alcohol. En el estudio publicado por Garcia-Algar et al. (2008) se encontró que el 45% de las 353 muestras estudiadas presentaban elevados niveles de FAEEs, sugiriendo la exposición al alcohol en una fracción alta de embarazos.

El seguimiento de los niños con resultados positivos en este biomarcador nos dará información más exacta de las consecuencias generales y especificas de la exposición al alcohol durante el embarazo.

 3. Criterios diagnósticos

El CDC (Centre for Disease Control) (Bertrand, Floyd y Weber, 2005), el Instituto de Medicina (IOM) (Hoyme et al., 2005) y otros han definido diferentes criterios diagnósticos del Síndrome Alcohólico Fetal (SAF y SAFP) y de los efectos relacionados con alcohol (ARND y ARBD). Sin embargo, pese a todos los esfuerzos realizados, aún resulta un terreno resbaladizo por las implicaciones sociales que conlleva y la ambigüedad misma del término (Banakar, Kudlur y George, 2009). Debemos destacar que el término TEAF (o FASD en inglés) no se suele utilizar como etiqueta diagnóstica clínica, es más una etiqueta que ampara bajo la misma, a modo de paraguas, un conjunto de trastornos relacionados con la exposición prenatal al alcohol. Como tal no aparece en las clasificaciones internacionales. Así, en el continuo de TEAF y de severo a leve, aparecen las categorías que se describen en la figura 4.

Figura 4. Graduación de las etiquetas diagnosticas dentro del espectro alcohólico fetal.

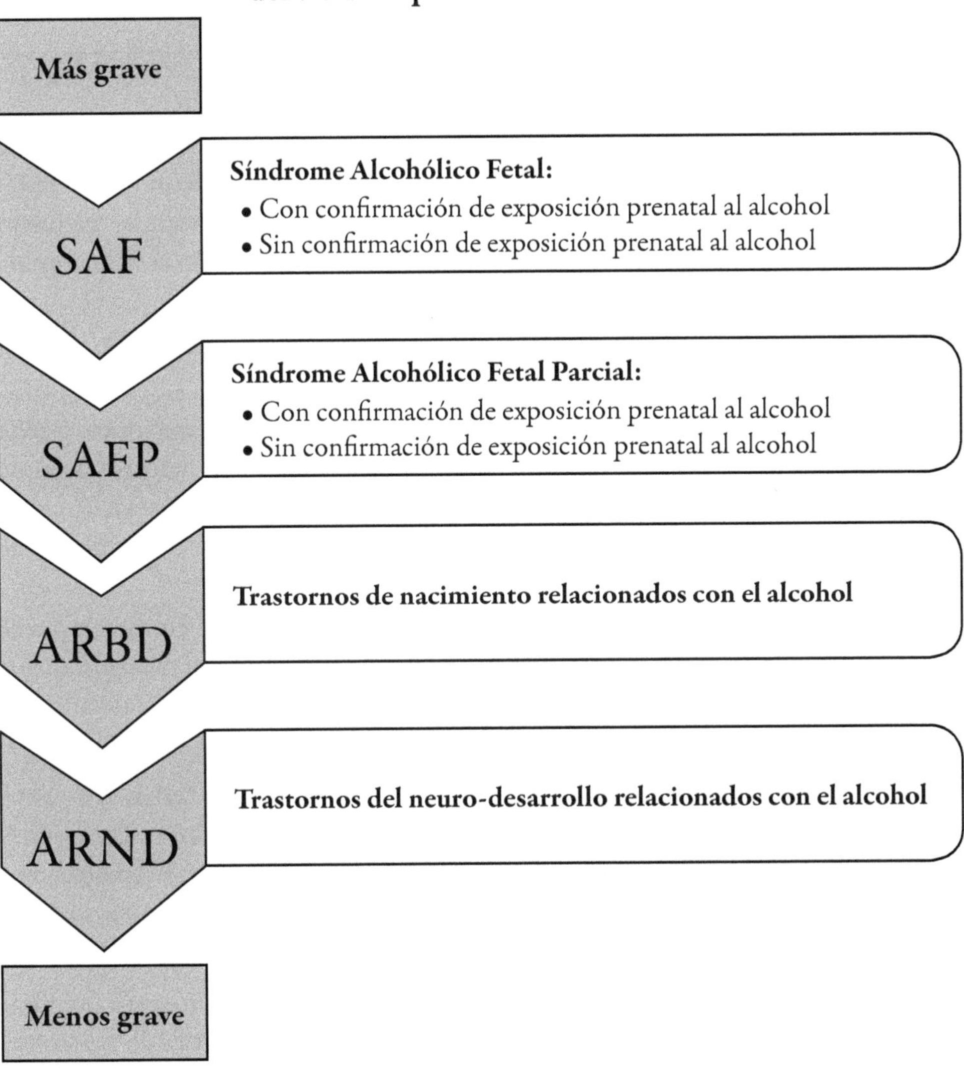

Tabla 2. Criterios diagnósticos de los TEAF (American Academy of Pediatrics, 2000).

	Exposición al alcohol	Rasgos faciales	Retraso en el crecimiento	SNC afectado	Función cognitiva afectada	Defectos de nacimiento
SAF	SI/NO	SI	SI	SI		
SAFP	SI/NO	SI	O	O	O	
ARBD	SI					SI
ARND	SI			SI	SI	

Las celdillas marcadas con o expresan condiciones que pueden o no estar presentes.

Tal como se muestra en la tabla 2, existe un total de seis grandes condiciones de cuya existencia o no depende que se considere un Síndrome Alcohólico Fetal u otro nivel dentro del Espectro Alcohólico Fetal. Las cuatro primeras se engloban en el concepto de *Síndrome Alcohólico Fetal* y las dos últimas bajo el concepto de *efectos relacionados con el alcohol.*

Veámoslas con más detenimiento.

a) ***Exposición prenatal al alcohol confirmada:*** Se hace necesaria la confirmación del consumo de alcohol por parte materna. En ocasiones, puede existir incluso fuentes externas fiables (historia clínica, historia social de alcoholismo, etc.). En otras ocasiones, resulta imposible confirmarlo, como es el caso de los niños adoptados donde no se tiene noticias del historial de la gestación aunque se pueda sospechar.

   Confirmar que hubo consumo de alcohol por la madre en el embarazo puede ayudar a tener un diagnóstico de Síndrome Alcohólico Fetal más sólido. Por otra parte, si se confirma que no hubo exposición al alcohol, se descartaría el diagnóstico de cualquier nivel de trastorno del espectro alcohólico fetal.

b) ***Rasgos faciales anormales:*** Evidencias de un patrón característico de anomalías faciales menores, incluyendo al menos dos o más de los rasgos faciales claves del SAF. No obstante, debemos tener en cuenta que existen otros síndromes o trastornos que también evolucionan dando como signos externo malformaciones faciales.

c) ***Problemas de crecimiento:*** Evidencias de retraso de crecimiento prenatal y/o posnatal (altura, peso o ambos igual o inferior a percentil 10). Los niños con SAF tienen altura, peso o ambos que están por debajo de lo normal, un bajo peso al nacer para la edad gestacional y/o una desaceleración en el peso que no se explica por problemas de nutrición. Estos rasgos de crecimiento pueden ocurrir incluso antes del nacimiento y se pueden constatar intrauterinamente. Los niños nacen con bajo peso, aunque nazcan a término, o con bajo peso para la edad gestacional, si son prematuros (circunstancia que, por otro lado, es frecuente en niños con SAF).

d) ***Alteraciones del sistema nervioso central:*** Evidencias de crecimiento deficiente del cerebro. Hay tres categorías de problemas del sistema nervioso central:

- ***Estructural:*** Las personas con SAF pueden desarrollar diferencias en la estructura del cerebro. Los signos de diferencias estructurales más frecuentes son:
  a) Tamaño más pequeño de la cabeza en proporción con el cuerpo (altura y peso igual o inferior a percentil 10).
  b) Cambios significativos en la estructura del cerebro vistos en pruebas de tomografía computarizada o resonancia magnética. Son anormalidades estructurales del cerebro tales como microcefalia, agenesia parcial o completa del cuerpo calloso, hipoplasia cerebelosa, etc.
- ***Neurológica:*** Hay problemas en el sistema nervioso central que no pueden relacionarse con otra causa, como pobre coordinación, control muscular pobre y problemas de succión en el bebé. Incluyen también signos neurológicos de desarrollo no apropiados para la edad, como presencia o ausencia de reflejos primitivos, deterioro de las habilidades motrices finas, pérdida auditiva neurosensorial, mala coordinación ojo-mano, etc.
- ***Funcional:*** Las habilidades de funcionamiento de la persona están por debajo de lo que se espera para su edad, escolarización o circunstancias. Las personas con Síndrome Alcohólico Fetal presentan diferentes déficits funcionales; para su diagnóstico se necesita la confirmación del déficit cognitivo (retraso mental) y/o algunos de los siguientes déficits:
  - Déficits cognitivos o retraso psicomotor significativo.
  - Deficiencias en el funcionamiento ejecutivo.
  - Deficiencias en el desarrollo motor.
  - Déficit de atención y/o hiperactividad.
  - Inhibición conductual inapropiada.
  - Hipersensibilidad sensorial.
  - Dificultad en la interpretación y reacción emocional.

Aunque los enfoques entre la CDC y el Instituto de Medicina (IOM) son diferentes, en lo esencial son similares. Algunas clínicas están optando por integrar las herramientas de diagnóstico y de precisión reflejada en el Código de Diagnóstico de 4 Dígitos con las categorías diagnósticas y el lenguaje recomendado por el comité del IOM (ver tabla 3).

Tabla 3. Tabla de diagnostico del TEAF de 4 dígitos (traducido y adaptado de (Chudley et al., 2005))

Posición o Rango	Trastorno o deficiencia en el crecimiento	Fenotipo facial de SAF	Daño en el SNC o disfunción cognitiva	Exposición gestacional al alcohol
4	**Significativo** Altura y peso por debajo del tercer percentil	**Severo** Las tres características	**Definido** Pruebas neurológicas con afectación estructural	**Alto Riesgo** Exposición al alcohol confirmada
3	**Moderado** Altura y peso por debajo del percentil 10	**Moderado** Generalmente dos de las tres características	**Probable** Disfunción importante de tres o más dominios cognitivos	**Algún riesgo** Exposición confirmada. Nivel de exposición desconocida o menor que en el rango 4
2	**Leve** Altura y peso por debajo del percentil 10	**Leve** Generalmente una de las tres características	**Posible** Evidencia de la disfunción pero menor que en el rango 3	**Desconocido** Exposición al alcohol desconocida o inexistente
1	**Ninguno** Altura y peso por encima del percentil 10	**Ausente** Ninguna de las tres características	**Improbable** Sin afectación neurológica ni evidencias de afectación cognitiva	**Sin riesgo** Abstinencia confirmada desde la concepción hasta el nacimiento

Al margen de los criterios diagnósticos, a lo largo del ciclo vital, las personas que fueron expuestas al alcohol durante la gestación pueden presentar diferentes problemas. Como se puede observar en la tabla 4, a lo largo del ciclo vital los síntomas que presentan con más frecuencia las personas con TEAF son muy variados. La mayor parte de ellos coinciden en las siguientes direcciones:

- Retraso en el desarrollo tanto físico como intelectual, llegando al extremo de retraso mental.
- Dificultades del aprendizaje (aprendizajes específicos).
- Dificultades sociales derivadas de la falta de control o inhibición conductual.
- Problemas de socialización. Relaciones sociales pobres.

- Propensión al consumo o adicción a sustancias psicoactivas.

Tabla 4. Diferentes problemas a lo largo del ciclo vital presentado por personas con TEAF (Banakar, Kudlur y George, 2009).

Recién nacido	Primera infancia/ prescolar	Escolar	Adolescencia/ edad adulta
Dificultades en la alimentación y el sueño	Parlanchín	Pequeño para la edad	Alteraciones faciales atenuadas o desaparecidas
Débiles, enfermos, irritables, trémulos	Rabietas	Impulsividad y déficit de atención	Bajo rendimiento escolar
Llanto excesivo	Pequeño para la edad	Habilidades sociales pobres	Problemas en el control conductual
Hipersensibles a la luz y al sonido	Retraso en el habla	Trastornos del aprendizaje especificas	Pobres relaciones entre iguales
Convulsiones	Trastornos en la motricidad fina	Déficits en el lenguaje	Propensión al consumo y abuso de sustancias, depresión, embarazo en adolescentes, etc.
Retraso en el desarrollo	Retraso mental	Falta de organización. Dificultades de pensamiento abstracto. Retraso mental	Dificultades en habilidades para la vida diaria. Retraso mental

Sin embargo, las consecuencias de la exposición al alcohol durante el embarazo evolucionan a los largo del ciclo vital. En un estudio longitudinal que rastreó efectos adversos en adolescentes y adultos con SAF y exposición prenatal al alcohol, se encontró que un 94% de individuos habían experimentado problemas de salud mental (Streissguth et al, 1996). Huggins et al. (2008) también encontraron factores de riesgo comunes de suicidio en individuos con exposición al alcohol. Es importante conocer el historial de exposición prenatal al alcohol del individuo para aplicar un tratamiento adecuado.

Los individuos con exposición prenatal al alcohol tienen un riesgo mayor de problemas de abuso de sustancias y alcohol más tarde en su vida (Baer et al., 2003; Alati et al., 2008). Se requieren programas de prevención e intervención en esta población para enseñar estrategias que eviten situaciones de consumo y reducir la exposición al alcohol en embarazos futuros.

En otro estudio longitudinal con adolescentes y adultos con TEAF, se encontró que el 48% de la muestra tenía conductas sexuales inapropiadas (Streissguth et al., 2004), lo cual, combinado con el juicio pobre, la impulsividad y la dificultad para anticipar consecuencias, llevan a embarazos no deseados, abusos sexuales y enfermedades de transmisión sexual. La intervención se centra en una educación sexual apropiada.

Una de las consecuencias más negativas en individuos con TEAF es su entrada frecuente en el sistema de justicia (Burd et al, 2004; Streissguth et al, 2004). Por ello, se debe trabajar con abogados y jueces para informarles de los déficits cognitivos que pueden influir en el comportamiento de individuos con TEAF. También se debe trabajar con padres y cuidadores para proteger los derechos legales de sus hijos.

Por último, la exposición prenatal al alcohol puede acarrear un riesgo incrementado de problemas médicos, incluyendo problemas cardíacos, defectos en el esqueleto y sensoriales y problemas dentales (Church y Kaltenbach, 1997; Autti-Rämö et al., 2006); también, mayor hospitalización en niños con TEAF (Kvigne et al., 2004).

4. Diagnóstico diferencial

Antes de diagnosticar a un niño con un SAF, deben ser excluidos otros síndromes que incluyen malformaciones. Muchos de los rasgos clínicos del SAF se pueden encontrar en un buen número de síndromes genéticos y de malformaciones (Hoyme et al., 2005). Debemos ser cuidadosos al evaluar a un niño cuya madre bebió alcohol durante el embarazo. Chudley et al (2005), en la Guía Canadiense para el diagnostico de los trastornos del espectro alcohólico fetal, enumeran hasta nueve síndromes diferentes que mantienen en común con el Síndrome Alcohólico Fetal alguna de las alteraciones de los rasgos faciales (ver figura 5). También comparten rasgos o características funcionales o neurológicas con otros trastornos; es el caso del trastorno de déficit de atención con hiperactividad (TDAH) o el síndrome de X frágil.

Figura 5. Descripción de diversos síndromes que presentan alteraciones faciales (traducido y ampliado de (Chudley et al., 2005)).

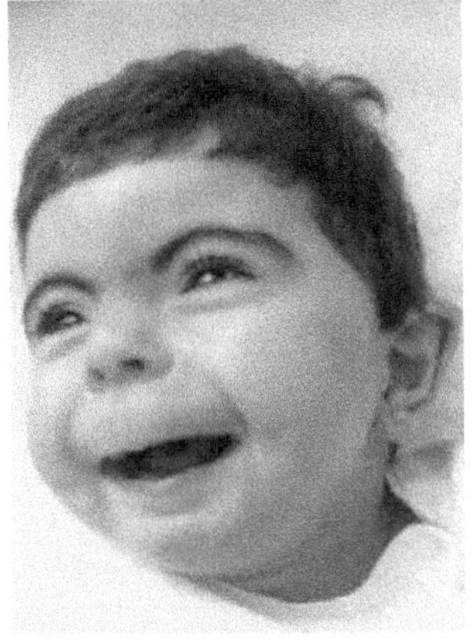

Imagen tomada de
http://www.corneliadelange.es/
con autorización de los padres

Síndrome de Cornelia de Lange

Trastorno congénito por mutación genética espontanea. Malformación múltiple con características faciales alteradas asociada a retraso en el crecimiento pre y postnatal. Nivel de desarrollo mental variable.
Los rasgos faciales se diferencian de los del SAF en que las personas con SCL suelen tener sinofris (cejas unidas), pestañas largas y la comisura de los labios dirigida hacia abajo.

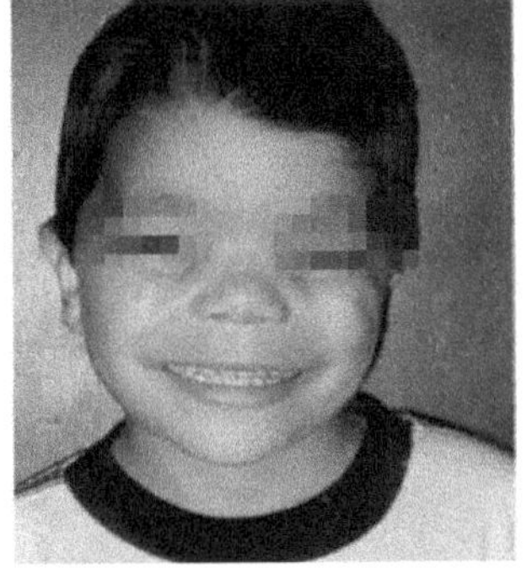

Imagen tomada de
Hernández, I. y cols., 2008

Síndrome de Aarskog-Scott

Se trata de un síndrome de naturaleza genética recesiva ligada al cromosoma X. Suelen presentar estatura baja, hipertelorismo, fisuras palpebrales descendentes, etc. Ocasionalmente presentan retraso mental.
Los rasgos faciales se diferencian de los del SAF por presentar una cara más redondeada, orejas prominentes y fisuras palpebrales bajas.

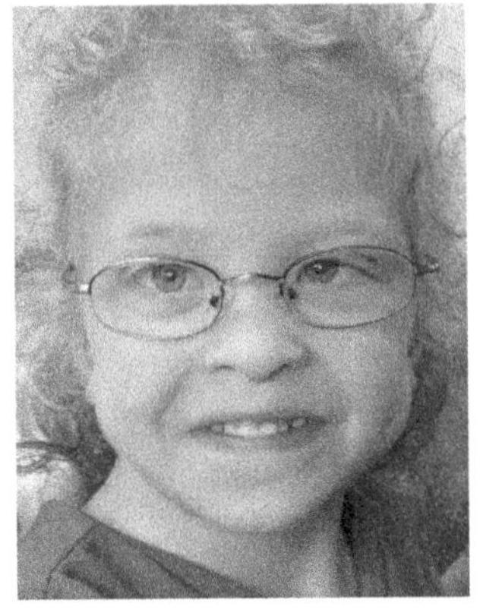

Imagen tomada de
http://www.noonansyndrome.org/

Síndrome de Noonan

Trastorno genético caracterizado por desarrollo anormal de múltiples partes del cuerpo. La más frecuente es una cardiopatía congénita (estenosis pulmonar). También aparecen rasgos faciales alterados y, en un 25% de los casos, se ha detectado retraso mental.
Los rasgos faciales más diferenciales son: fisuras palpebrales inclinadas hacia abajo, boca ancha y surco naso-labial bien formado. Suelen presentar labio superior sobresalido.

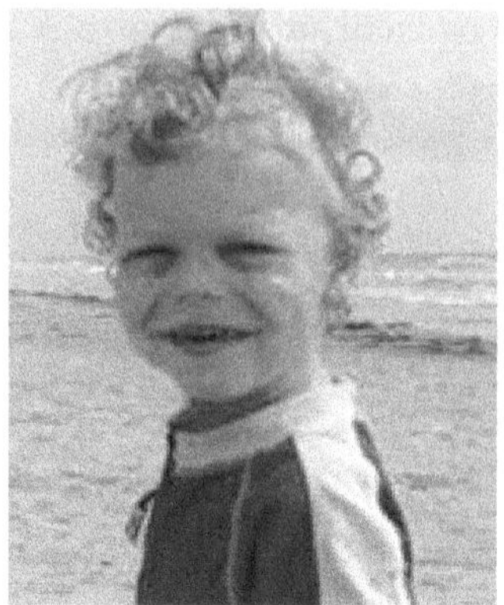

Imagen tomada de
http://www.williams-syndrome.org/

Síndrome de Williams

Trastorno de origen genético debido a la delección del cromosoma 7. Se trata de un trastorno del desarrollo que cursa con rasgos faciales característicos, retraso mental leve o moderado, hiperalcemia, problemas arteriales (estenosis aórtica supravalvular), etc.
Las características faciales más frecuentes y diferenciales del SAF son boca ancha con labios gruesos y carnosos.

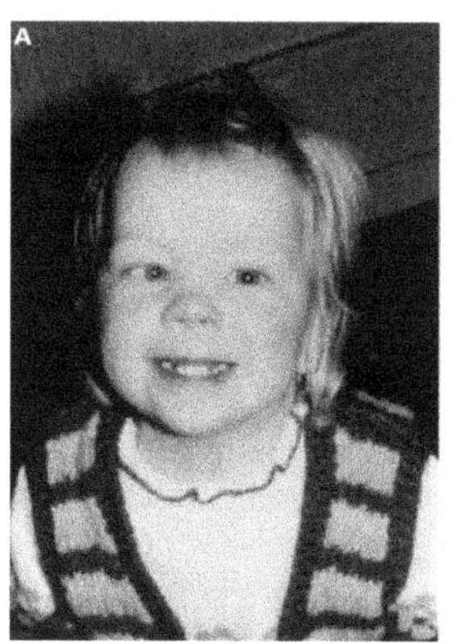

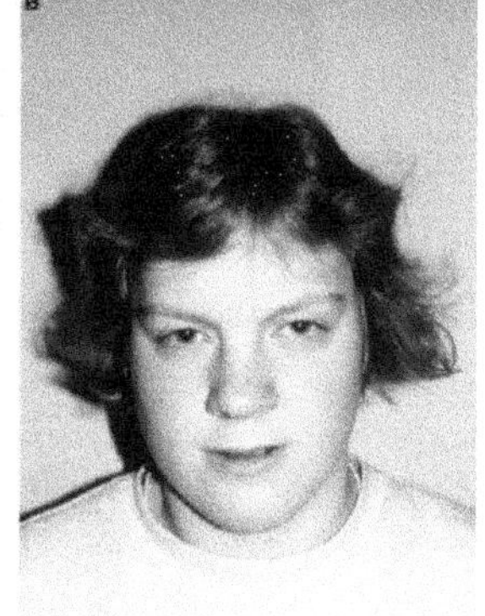

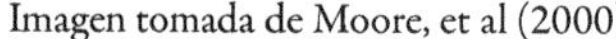

Imagen tomada de Moore, et al (2000)

Síndrome Fetal-Anticonvulsivos

Bajo esta etiqueta se incluyen los diferentes síndromes generados por la ingesta de diferentes productos anticonvulsivos y antidepresivos.
Los rasgos más diferenciales frente al SAF son: la forma del labio superior (forma de arco), la frente alta y la boca pequeña.

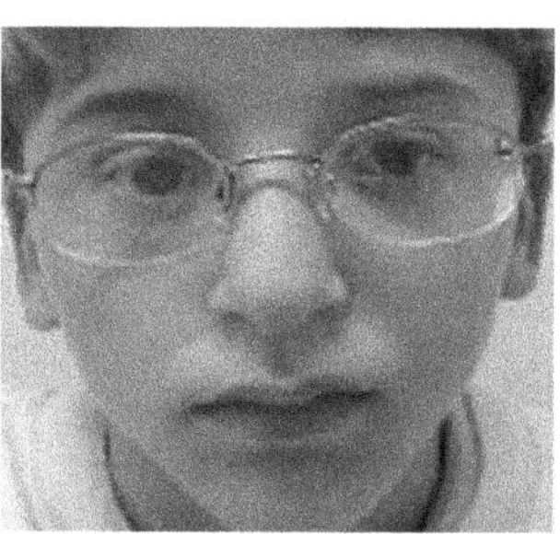

Imagen tomada de
Glerian, et al (2004)

Sindrome de Dubowitz

Trastorno del desarrollo de origen genético que se caracteriza por microcefalia y rasgos faciales característicos.
Los rasgos faciales más diferenciales con respecto al SAF son: surcos supra-orbitales poco profundos y punta nasal amplia.

En muchos casos de TEAF, donde los rasgos faciales patognomónicos están ausentes o son indistinguibles, el diagnóstico es difícil o imposible si no está clara la historia maternal de consumo de alcohol. Aunque se considera que hay un patrón comportamental único y diferente en niños con exposición prenatal al alcohol, no hay un fenotipo establecido para estos trastornos. En un estudio comparativo (citado en Caprara et al., 2007), se analizó el fenotipo comportamental de tres grupos de niños usando un cuestionario de comportamiento infantil (CBCL) para determinar la sensibilidad y especificidad de diferentes ítems comportamentales entre un grupo de niños con TEAF y exposición prenatal confirmada, un grupo de niños con TDAH sin exposición prenatal al alcohol confirmada y un grupo de niños sanos. Se observó que los niños con TEAF eran significativamente diferentes a los niños sanos en ítems que sondean hiperactividad, inatención, mentira o engaño, ausencia de culpa tras mal comportamiento y desobediencia en casa (sensibilidad 86%, especificidad 82%). Se observó, a su vez, que los niños con TEAF diferían de los niños con TDAH en ítems que sondean ausencia de culpa tras mal comportamiento, crueldad, intimidación o maldad, robo, mentira o engaño (sensibilidad 70%, especificidad 80%). Estos hallazgos indican que las diferencias específicas entre los tres grupos de niños tienen un potencial para ser usados como nuevo método de detección de TEAF.

Los niños con TEAF muestran un perfil distinto de comportamiento de los niños con TDAH. Las dificultades en la cognición social y procesamiento de la emoción en los niños con TEAF pueden contribuir a su alta incidencia de problemas de comportamiento social. Varios estudios (Greenbaum et al., 2009; Mattson, Calarco y Lang, 2006; O'Malley y Nanson, 2002) que comparan directamente niños con TEAF y niños con TDAH han informado de diferencias cualitativas en sus tipos de problemas de atención, lo que sugiere un fenotipo para TEAF que puede diferir del de los niños no expuestos al alcohol.

Los estudios de comportamiento de los niños con TEAF indican un alto riesgo de problemas psiquiátricos, en particular déficit de atención con hiperactividad (TDAH), trastorno de conducta o ambas (Fryer et al., 2007; Kodituwakku, 2010; Kodituwakku, Kalberg y May, 2001; Mattson et al., 1998; Spadoni et al., 2007; Steinhausen, Willms y Spohr, 1993). De hecho, se ha demostrado que hasta un 70% de los niños con exposición prenatal al alcohol son diagnosticados con TDAH (O'Malley y Nanson, 2002; Steinhausen, Willms y Spohr, 1993). Así, tanto los niños con TEAF como los niños con TDAH muestran déficits en el comportamiento social y los procesos cognitivos y sociales (Burd et al., 2003).

Por otro lado, los problemas de atención visual han sido descritos en asociación con la exposición prenatal al alcohol (PAE). Además, como el área occipital-temporal juega un papel importante en la atención visual, la observación actual sugiere un fundamento neurobiológico para el déficit visual por PAE relacionado en la atención visual sostenida (Li y Coles, 2008).

 5. Factores de riesgo

Una concepción errónea que se puede extraer de las investigaciones llevadas a cabo hasta el momento es que los TEAF están asociados a un factor etnocultural. Sin embargo, los datos indican que los factores de riesgo para la exposición prenatal al alcohol incluyen factores diversos, como la edad avanzada de la madre y el bajo nivel educativo, la exposición prenatal a otras drogas, los cambios de custodia de hijos, el bajo nivel socioeconómico, el consumo de alcohol y drogas por los padres en el momento del embarazo, un acceso reducido a los servicios de cuidados prenatal y posnatal, nutrición inadecuada y un ambiente pobremente desarrollado (May et al., 2011; Chudley et al., 2005).

Astley et al. (2000) realizaron un estudio de seguimiento durante cinco años para identificar los factores de riesgo para el SAF, y encontraron que las mujeres con niños SAF provenían de sectores raciales, educativos y económicos diversos. Presentaban, en cambio, problemas de salud mental no tratados y aislamiento social, eran víctimas de abuso y tenían una historia de abuso sexual severo durante la infancia.

Es difícil establecer los factores de riesgo significativos, dado que no hay estudios a gran escala sobre estos y los riesgos están interrelacionados y pueden ser diferentes para las distintas poblaciones.

La aparición de los TEAF están relacionados con la alta concentración de alcohol en sangre materna, el tiempo de exposición durante el desarrollo del feto, el patrón de consumo y la frecuencia de consumo. Aunque se observa que no hay un umbral de exposición, parece haber una relación entre dosis y respuesta (Sood et al., 2001; Jacobson y Jacobson, 1999).

Los factores de riesgo para la aparición de un TEAF son los siguientes (Evrara, 2010):

a) *Factores de la salud materna perigestacional*
   - La edad materna (es mayor la incidencia del SAF en hijos de madres mayores de 25 años y, a mayor edad materna, mayor frecuencia de manifestación del SAF).
   - Partos previos de 3 o más niños afectados por el SAF.
   - El consumo concomitante de otras drogas (como marihuana, cocaína, tabaco).
   - Morbimortalidad prematura en gestaciones previas por causas relacionadas con el alcohol.
   - El estado metabólico y nutricional de la madre antes de la gestación y durante ella.

- El período de la gestación durante el cual se produjo la exposición (primero, segundo o tercer trimestre o toda la gestación).
- La presencia o ausencia de episodios de abstinencia aguda durante la gestación. El síndrome de abstinencia genera excitotoxicidad, proceso por el cual las neuronas son dañadas y destruidas por sobreactivación de receptores del neurotrasmisor excitatorio glutamato. Este neurotrasmisor actúa de forma prioritaria en la plasticidad neuronal y procesos de memoria. Parece existir evidencias sobre el efecto de la excitotoxicidad no solo en el cerebro de la madre sino también en el del feto.

b) Factores del nivel socioeconómico

- Bajo nivel socioeconómico y cultural (pobreza; baja y/o incompleta escolaridad; desempleo, subempleo o empleo marginal).
- Poco acceso a los servicios de salud y control de la salud materna.

c) Patrón de ingesta alcohólica

- Edad de inicio en el consumo de alcohol (a menor edad, mayor riesgo de SAF).
- El patrón de ingesta de alcohol que presentó la embarazada durante la gestación: agudo (de tipo "borrachera", que consiste en beber 5 o más copas por ocasión, 2 o más días en una semana) o crónico.
- La consecución de alcoholemias altas o sostenidas.
- Ausencia de la reducción de la ingesta alcohólica durante la gestación.

d) Perfil psicológico materno

- Baja autoestima.
- Depresión.
- Otras enfermedades psiquiátricas comórbidas.
- Trastornos de la personalidad preexistentes.
- Disfunciones sexuales.

e) Factores sociofamiliares

- Abuso de alcohol en la familia.
- Abuso de alcohol por parte de la pareja de la mujer.
- Relativa tolerancia al gran consumo de alcohol en el grupo social de pertenencia.
- Inestabilidad conyugal.
- Pérdida previa de la tenencia de otros hijos dados en adopción o en guardas transitorias.

Todos los problemas existentes en la familia se reflejan fundamentalmente en los hijos, apareciendo un desajuste emocional en ellos. A este respecto, Giglio y

Kaufman (1990) hacen una revisión de trabajos sobre esta cuestión, concluyendo que el impacto del alcoholismo paterno sobre los hijos/as, tiene lugar en seis áreas:

1. Dificultades en el desarrollo de la identidad y la autonomía, y sentimientos de miedo e inseguridad.
2. Inadecuado desarrollo de los estadios de desarrollo psicosocial esperables.
3. Trastornos de ansiedad y síntomas de depresión.
4. Trastornos afectivos diversos.
5. Hiperactividad.
6. Trastornos de personalidad, especialmente compulsividad, rasgos pasivo-agresivos, de dependencia y evasión, y rasgos antisociales.

Capítulo 4.

Prevalencia del Síndrome Alcohólico Fetal y de los Trastornos del Espectro Alcohólico Fetal

Establecer la prevalencia y otras características epidemiológicas del Síndrome Alcohólico Fetal (SAF) y los Trastornos del Espectro Alcohólico Fetal (TEAF) es un reto debido a dos problemas fundamentales: en primer lugar, la falta de consenso en la definición del significado de los SAF y TEAF –la falta de claridad o criterios diagnósticos apropiados y la inexistencia de pruebas biológicas adecuadas hace que exista una cierta confusión en la información recogida por diferentes fuentes–; en segundo lugar, las diversas técnicas de recogida de información utilizadas, que implican que muchos estudios no puedan contrastarse debidamente.

La mayoría de los estudios sobre la prevalencia del SAF suelen dejar de lado los trastornos del espectro alcohólico fetal debido a las dificultades en su delimitación. De este modo, muchos casos no son considerados y no queda claro el patrón y la prevalencia de los TEAF. Uno de los problemas más importantes por los que no se desarrollan estudios de prevalencia de TEAF es la naturaleza multidisciplinar de su evaluación. Es necesaria la concurrencia de trabajadores sociales, psicólogos y médicos para poder afrontar con éxito un diagnóstico de TEAF, y los equipos de atención primaria no suelen disponer de este personal.

Así mismo, es muy difícil realizar el diagnóstico de los efectos relacionados con el alcohol fetal (ARBD y ARND) si no tenemos una confirmación del consumo de alcohol durante el embarazo por parte de la madre, a diferencia de los SAF que presentan rasgos faciales que pueden tomarse como biomarcadores.

Se estima que solo el 4-15% de los hijos de mujeres que consumen alcohol en grandes cantidades durante la gestación estarán afectados por el SAF (Gray y Henderson, 2006). Para incluir en alguna categoría al resto de ellos, que caen en algún lugar del actual espectro, se había adoptado en un principio la designación de "efectos relacionados con el alcohol fetal". Esta denominación se tomó de los estudios experimentales realizados en animales expuestos prenatalmente al alcohol. Más tarde se cayó en la cuenta de que estos efectos también se presentaban en los hijos de madres que habían bebido alcohol en forma moderada a leve. Así fue como surgió el concepto de lo que hoy se denomina TEAF.

La mayoría de estudios sobre prevalencia de los TEAF se han realizado sobre poblaciones de países no desarrollados o sobre poblaciones de nivel socioeconómico bajo. Pocas veces se incluyen poblaciones de clase media de países desarrollados.

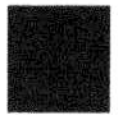

1. Datos epidemiológicos

Se desconoce el número exacto de personas con Trastornos del Espectro Alcohólico Fetal (TEAF). Estudios en Estados Unidos indican que ocurren entre 0,2 y 1,5 casos de Síndrome Alcohólico Fetal (SAF) por cada 1.000 nacimientos vivos. Otros estudios que usan diferentes métodos, como los realizados por el Centers for Disease Control and Prevention (CDC), estiman que la tasa de SAF es de 0,5 a 2,0 casos por cada 1.000 nacimientos vivos (CDC, 1993, 1995, 1997). Se estima que solo en Estados Unidos hay, por lo menos, cuatro veces más casos de TEAF que de SAF (Sampson et al., 1997).

La prevalencia sudafricana de TEAF es la más alta, con una media de 72,3 por 1.000 y 3,1 casos de SAF por cada caso de SAFP (May et al., 2007). En Italia, las tasas de TEAF son 35,7 por 1.000, 0,22 casos de SAF por cada caso de SAFP; son más bajas que en Sudáfrica, pero más altas que en EEUU, donde son 16,5 por 1.000 y 0,44 casos de SAF por cada caso de SAFP.

La prevalencia varía mucho de unos países a otros, principalmente como consecuencia de los diferentes grados de consumo de alcohol y de la diversidad de patrones de consumo (continuo, esporádico, edad, etc.) en diferentes sociedades, y dentro de cada sociedad por el estatus socioeconómico y la frecuencia de otras patologías (p. ej., nutricionales) y de otros hábitos de consumo (principalmente de otras drogas como el tabaco). También son justificables las diferencias por los diferentes métodos y criterios diagnósticos utilizados.

En suma, existen variaciones importantes de prevalencia según el país, y, dentro de éste, de las diferentes regiones y poblaciones estudiadas. La prevalencia estimada de SAF en el mundo occidental es de 0,5-3/1.000 nacidos vivos (Bertrand, Floyd y Weber, 2005), con un valor medio aplicable a España de alrededor de 2/1.000 nacidos vivos (Romera et al., 1997). Estas cifras podrían ser infraestimaciones, a juzgar por los datos de estudios retrospectivos en escolares del estado de Washington (Clarren et al., 2001) y de una comunidad sudafricana (May, Brooke y Gossage, 2000), que elevaron los valores a 3/1.000 y 40/1.000, respectivamente. Los trastornos del neurodesarrollo relacionados con el alcohol (ARND) y los trastornos de nacimiento relacionados con el alcohol (ARBD) tendrían incidencias 3 y 5 veces superiores a las del SAF (Bertrand, Floyd y Weber, 2005), lo que fundamenta la consideración del consumo de alcohol durante el embarazo como una de las principales causas prevenibles de defectos congénitos y alteraciones conductuales.

2. MÉTODOS DE MEDIDA

Los investigadores de prevalencia de los TEAF han usado tres aproximaciones metodológicas principalmente (May et al., 2009):

a) **Sistemas de vigilancia: sistema de revisión pasiva y de registro**
   En los centros hospitalarios, de atención primaria, etc. se registran en forma de historias clínicas las diferentes consultas realizadas por los usuarios. Este sistema de vigilancia consiste en, una vez establecidos los criterios diagnósticos, analizar las historias clínicas para determinar cuántas personas los cumplen en un periodo de tiempo determinado. Se delimitan en un área geográfica determinada. Son muy utilizados por el bajo coste que implican. Se pueden utilizar diferentes documentos, como por ejemplo el certificado de nacimiento, registros especiales para niños con discapacidad, trastorno de desarrollo o defectos de nacimiento, registros médicos, etc.
   Los datos obtenidos con este sistema dan una prevalencia estimada de SAF en el nacimiento de 0,2 por 1.000 nacimientos entre 1979 y 1992 (CDC, 1993); tasas mayores de 0,37 a 0,67 por 1.000 nacimientos en 1992 y 1993 (CDC, 1995). Un tercer estudio (Chavez, Cordero y Becera, 1988) obtiene diversas tasas por grupos étnicos entre 1981 y 1986: 0,6/1.000 para afroamericanos, 0,08/1.000 para latinos, 2,9/1.000 para indios americanos, 0,3/1.000 para

asiáticos y 0,09/1.000 para blancos. Todas estas tasas son mucho menores que las obtenidas por otros métodos.

Existen muy pocos registros apropiados con información detallada de uso de alcohol y TEAF. Por eso, los sistemas pasivos de vigilancia muestran tasas muy bajas de SAF y TEAF.

b) **Estudios basados en la clínica**

Son más comunes y menos costosos que los estudios activos. Los datos pueden ser recogidos de las madres durante el embarazo, y por la naturaleza prospectiva de estos diseños permiten examinar a los niños en el nacimiento y la infancia. Estos estudios clínicos prenatales tienen consistencia y rigor y eliminan problemas de los métodos pasivos.

Los estudios clínicos han dado mucho conocimiento sobre las características de los TEAF, pero han fallado en determinar la prevalencia en población general. El problema fundamental por el que se fracasa en la determinación de la prevalencia es debido a las dificultades en el diagnóstico de TEAF en las primeras semanas de vida.

El método basado en la clínica ha sido el más común para estimar la prevalencia de TEAF. Con este método se ha visto una tasa media de SAF en Europa de 1,9/1.000 y en Norteamérica de 2,2/1.000 (Abel y Sokol, 1987). Abel, en 1995, encontró una tasa media más baja, 0,97/1.000 en Europa y 1,95/1.000 en EEUU. Al intentar relacionar la prevalencia con el nivel de consumo de alcohol a nivel poblacional, este autor concluye que lo que eleva la frecuencia de TEAF no es el número de bebedores ni la cantidad consumida, sino consumir altas cantidades de alcohol en cortos periodos de tiempo. Los estudios en poblaciones con bajo nivel socioeconómico dan una prevalencia 10 veces mayor (2,29/1.000) que en las clases medias (0,26/1.000) (Abel, 1995).

En Europa, los estudios indican prevalencias relativamente más altas de SAF que otros estudios de población general debido al escrutinio intenso ejercido por los investigadores y por la naturaleza de los sistemas médicos: un 1,6/1.000 en Suecia y 1,4/1.000 y 1,2/1.000 en Francia (Dehaene et al., 1981 y 1991).

Mauro Ceccanti (Universita La Sapienza di Roma) mostró la alta prevalencia de niños con Síndrome Alcohólico Fetal o SAF (3,7-7,4 /1.000 niños) y con TEAF (20,3-40,5 /1.000 niños) en un estudio retrospectivo realizado en niños escolares de la región italiana de Lazio (estudio citado en Garcia-Algar et al., 2008).

Un estudio longitudinal en EEUU (Sampson et al., 1997) estimó la tasa combinada de SAF y trastornos de desarrollo relacionados con alcohol (ARND) en 9,1/1.000. Algunos estudios en otros países occidentales han encontrado un patrón similar de síntomas TEAF al de los estudios norteamericanos.

c) **Métodos de casos activos**

Los métodos de casos activos son los más costosos e intensivos en tiempo. En ellos se hace una búsqueda agresiva de niños con TEAF en poblaciones selectivas y se hace un diagnóstico clínico especializado. Se usaron exclusivamente con indios americanos, de bajo nivel socioeconómico y con alto riesgo hasta 1997. La media de tasa de prevalencia fue 9/1000 (May y Gossage, 2001).

Los métodos de casos activos generalmente arrojan las tasas más altas de TEAF. Aunque se usan los mismos criterios diagnósticos que en los métodos clínicos, las diferencias en prevalencia se deben a la selección de niños para el diagnóstico y la edad en la que se realiza el contacto clínico. Muchos niños con TEAF nunca han estado en centros médicos, donde es apropiado hacer el diagnóstico de TEAF. Estos estudios enfatizan que la edad y el sistema de evaluación son críticos para establecer prevalencia en TEAF, y que los TEAF son difíciles de diagnosticar en recién nacidos y en los primeros tres años de vida, excepto en casos muy severos.

Con la aparición de nuevos marcadores biológicos, como el análisis de los ácidos grasos del meconio, se abren nuevas posibilidades para determinar una prevalencia más ajustada. En el estudio de García-Algar et al. (2008) sobre 353 muestras de otros tantos nacimiento en el Hospital del Mar de Barcelona, se encontraron ésteres etílicos de ácidos grasos (siglas en inglés: FAEEs) en el meconio del 45% de la muestra estudiada, sugiriendo la exposición al alcohol en una fracción alta de embarazos. Este tipo de marcador posibilita el inicio de una nueva línea de investigación que permitirá, en su día, poder cerrar muchas incógnitas actuales.

En consecuencia, la estimación de la prevalencia de SAF y TEAF varía en gran medida, entre poblaciones, métodos y estudios específicos. Y esa variabilidad depende de las distintas poblaciones y también de lo agresivos que sean los métodos. Una simple media de los resultados de los distintos tipos de métodos y de poblaciones no produce una estimación adecuada de la magnitud de SAF y TEAF (Abel y Sokol, 1987, 1991). Los métodos pasivos basados en vigilancia y registro arrojan una prevalencia muy baja (0,26 a 0,85 por 1.000). Los métodos clínicos dan una prevalencia media de 1,8 por 1.000. Y los métodos de casos activos dan una prevalencia alta (de 8,5 a 15,6 por 1.000), aunque cabe recordar que los estudios que han utilizado estos métodos –clínicos y activos– suelen basarse en poblaciones de alto riesgo (Abel, 1995).

La conclusión es que la mayoría de estudios de prevalencia han subestimado los casos de identificación de SAF y TEAF en poblaciones generales. Los estudios basados en la población general dan una visión diferente de los síntomas del TEAF y, más probablemente, una más completa prevalencia de la mayoría de categorías de TEAF.

No solo la prevalencia está subestimada en los TEAF; también las características de los niños en los estudios clínicos son sustancialmente diferentes de las que existen en población general. Los estudios pasivos o clínicos no reflejan el verdadero catálogo de síntomas con su verdadera frecuencia o el número apropiado de niños con TEAF. Así mismo, los estudios en población escolar indican que muchos niños con TEAF no están tan afectados comportamental e intelectualmente como los de estudios clínicos. Solo los niños con los signos y síntomas físicos y comportamentales más obvios han sido estudiados y descritos en estudios clínicos, pasivos e incluso activos. El resto de niños con síntomas menos claros es probable que no estén diagnosticados.

La investigación de epidemiología de TEAF en la escuela mejora la eficacia de la identificación de casos y la logística (los clínicos van a las escuelas), reduce costes, provee de servicios necesarios y resuelve problemas de selectividad, porque los niños en la escuela representan la población general. También el control metodológico disminuye el estigma que afecta a la información de la madre sobre riesgos maternales.

En conclusión, la prevalencia de SAF y TEAF totales en población general es bastante más alta que lo estimado previamente. Está claro que hay muchos más casos de Síndrome Alcohólico Fetal Parcial y Trastornos del Desarrollo Relacionados con Alcohol (ARND) de los que han sido diagnosticados en el pasado.

Observando todos los estudios de TEAF, se estima que actualmente la prevalencia de TEAF en poblaciones de niños escolares jóvenes puede ser de 2-5% en EEUU y países occidentales (May et al., 2009). Es verdad, entonces, que los TEAF son un problema de salud pública mayor de lo que los investigadores habían estimado.

Capítulo 5.

Prevención del consumo de alcohol

Cuando hablamos de prevención, hacemos referencia a todo aquello que se hace con objeto de disminuir la incidencia de un suceso, de una enfermedad o trastorno en una determinada población, reduciendo, de este modo, el riesgo de que aparezcan nuevos casos.

La prevención del consumo de alcohol debe abordarse y entenderse dentro del concepto más amplio de Educación para la Salud (Sieres, 1992). Con la finalidad de ubicar la prevención en este marco, profundizaremos en los tres **niveles de prevención** que clásicamente asume la comunidad científica, y que se fundamentan en las distintas fases de desarrollo en que se halle el fenómeno a modificar en el momento de comenzar la acción preventiva. De esta manera, podemos distinguir entre prevención primaria, secundaria y terciaria.

Entenderemos por Educación para la Salud el proceso educativo dirigido a dotar a las personas y a la comunidad de la capacidad de aumentar su control sobre los factores que tienen influencia sobre la salud (Conselleria de Sanitat i Consum, 1993). El objetivo fundamental de la educación para la salud será que el mayor número posible de ciudadanos puedan disponer en su repertorio conductual de la mayor cantidad posible de conductas compatibles con su propio bienestar físico, psíquico y social.

La conducta de salud es el resultado de múltiples variables y de complejas interacciones entre ellas. Además de las variables provenientes del sujeto, de sus contextos sociales inmediatos y de su medio sociocultural, nos encontramos con las interacciones entre este conjunto de factores. Todos estos factores determinan la conducta de salud, a la vez que ésta incide nuevamente en la definición de los futuros determinantes de otra conducta (Barriga, 1993). La prevención supone, por tanto, intervenir sobre aquellas variables que están contribuyendo a desencadenar la conducta que pretendemos reducir.

Figura 6. Campaña de prevención del consumo de alcohol durante el embarazo y la lactancia (Conselleria de Sanitat. Generalitat Valenciana)

Prevenció del consum d'alcohol durant l'embaràs i la lactància
L'obligues a beure alcohol

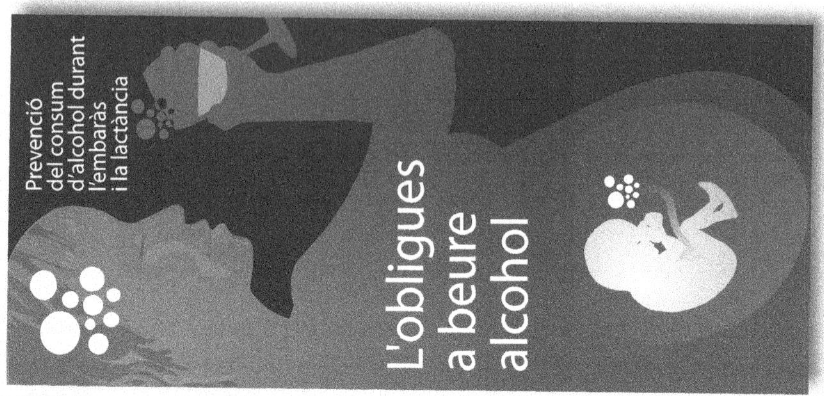

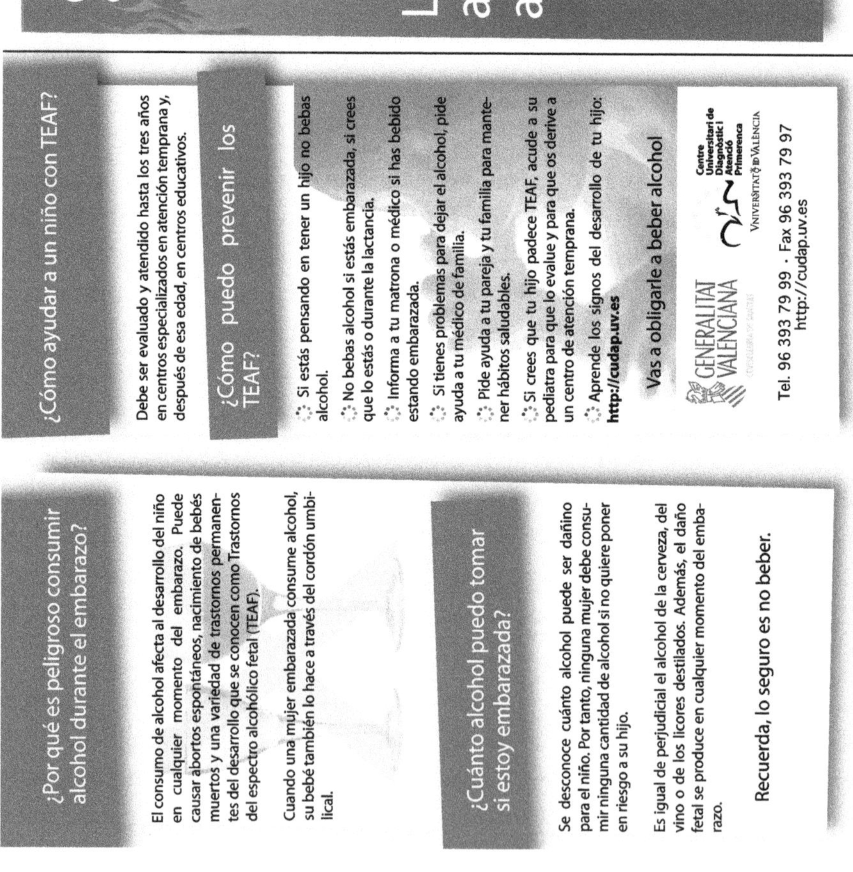

 1. Prevención primaria

La prevención primaria consiste en evitar la ocurrencia de una enfermedad o condición perjudicial para la salud mediante actividades de promoción de la salud y acciones de protección dentro de una población, antes de que se produzca el problema o enfermedad, es decir, antes de que los factores que la producen hayan actuado (Anderson y McFarlane, 2000).

En el ámbito del consumo de alcohol, se entiende por prevención primaria el conjunto integrado de actividades dirigidas a toda la población y consistentes en medidas tendentes a la evitación, reducción o retraso de la aparición de la conducta de consumo y, por consiguiente, a la evitación del desarrollo de la conducta de abuso. Este tipo de medidas son de tipo educativo y tienen como objetivo impedir la aparición del problema. La prevención primaria se integra dentro del proceso educativo y socializador del individuo, prácticamente desde su nacimiento, y tiene mucho que ver con el concepto de anticipación social por cuanto supone una actuación previa a la aparición, no sólo del problema, sino de las propias variables posibilitadoras (Pons y Berjano, 1999).

En la conducta de abuso de alcohol, las estrategias de prevención primaria se encontrarían integradas dentro del proceso de socialización y de educación para la salud, y se orientarían hacia aquellos factores de riesgo que la investigación al respecto hubiera detectado como asociados a esta conducta de abuso. Estas actividades se centran en cambios de comportamiento individual, sistemas o entornos, e incluyen la sensibilización individual y pública, la educación comunitaria y las medidas de control de alcohol. En el caso de los TEAF, incluirían acciones como la información previa, con planes de divulgación, o el control durante el embarazo.

Los esfuerzos por tomar medidas de salud pública para prevenir la exposición prenatal al alcohol han tenido un éxito limitado. La educación dirigida a la población en general ha incluido campañas de sensibilización pública y etiquetado de bebidas alcohólicas con declaraciones de advertencia. Este enfoque universal de toma de conciencia pública de los efectos del consumo de alcohol entre las mujeres embarazadas debería haber disminuido las tasas resultantes de SAF y TEAF en los siguientes dos décadas. Por desgracia, los estudios revisados sugieren que la aparición de SAF está aumentando.

No hay que olvidar tampoco que la prevención primaria del uso abusivo de alcohol debe incluir, junto a las acciones educativas, el control sobre la producción, la comercialización y la publicidad del producto (Schiøler, 1991), aunque esta tarea corresponda más a las instancias legislativas que a las educativas. En Francia, el etiquetaje de las bebidas alcohólicas con imágenes indicativas del riesgo para la embarazada (ver figura 9) fue descrito por Juliette Guillemont, del Institut Nacional de Prevention et d'Education pour la Santé (citado en Guerri, 2010) y, aunque no es un programa de prevención clásico, sí se produjo una alerta efectiva en las mujeres embarazadas. Don Schenker, de British National Agency on the Misuse of Alcohol (citado en Guerri, 2010) enfatizó los obstáculos al uso obligatorio en el Reino Unido de dicho etiquetado, por la fuerte resistencia legal y lobbying de la industria de bebidas alcohólicas. Como consecuencia, el etiquetado en aquel país es meramente voluntario.

Figura 7. Etiquetaje de bebidas alcohólicas en Francia
http://www.eurocare.org/resources/policy_issues/alcohol_and_pregnancy

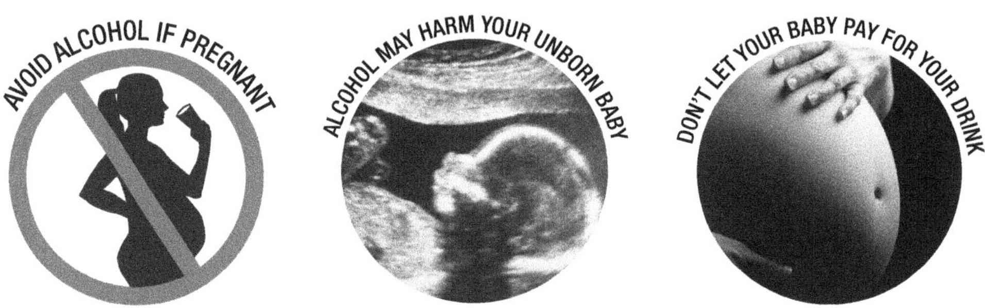

Por último, el objetivo ideal de la prevención primaria es que no sean necesarios los otros dos niveles de intervención. Y este es un objetivo que debe abordarse con una perspectiva de largo plazo, y con un desarrollo temporal coincidente con el proceso de socialización. Los beneficios sobre la salud y la calidad de vida comunitarias de la prevención primaria deberán ser inequívocamente mayores que los de los otros niveles de prevención (Pons y Berjano, 1999).

Los esfuerzos por tomar medidas de salud pública para prevenir la exposición prenatal al alcohol han tenido un éxito limitado. Las campañas con información dirigidas a la población en general han sido muy diversas, tanto en cuanto al origen de la iniciativa como en cuanto a los medios de difusión empleados.

Figura 8. Campaña de la Sociedad Española de Ginecología y la Asociación de Cerveceros de España http://www.sego.es/Content/noticias/Diario_medico010709.pdf)

Miércoles, 1 de julio de 2009 **DIARIO MEDICO** DIARIO MEDICO 21

GINECOLOGÍA EL OBJETIVO ES REDUCIR LA APARICIÓN DE INCAPACIDADES FÍSICAS, MENTALES Y PSÍQUICAS

La SEGO invita a evitar el consumo de bebidas alcohólicas en el embarazo

→ La Sociedad Española de Ginecología y Obstetricia (SEGO) y la Asociación de Cerveceros de España han iniciado una campaña para concienciar a las mujeres embarazadas sobre los peligros del consumo de alcohol durante el periodo de gestación. La iniciativa propone a las consumidoras que opten por la alternativa de beber cerveza sin alcohol.

María del Mar Sevilla

Una de cada cinco mujeres consume bebidas alcohólicas durante la gestación. Para sensibilizar a las embarazadas sobre la incompatibilidad del consumo de alcohol durante el periodo gestacional, la Sociedad Española de Ginecología y Obstetricia (SEGO) y la Asociación de Cerveceros de España han iniciado la campaña educativa *Un embarazo sin*, que propone a las mujeres que son consumidoras de cerveza que opten por la variedad sin alcohol si están embarazadas o creen estarlo y durante el periodo de lactancia.

Problemas asociados

Existen dos síndromes que el bebé puede desarrollar como consecuencia del consumo de alcohol. El síndrome alcohólico fetal (SAF) es una afección que incapacita tanto mental como físicamente. Se caracteriza por la aparición de rasgos faciales anormales, deficiencias en el desarrollo, problemas del sistema nervioso central y trastornos de conducta. Las personas con SAF pueden tener problemas de percepción, cinéticos y de aprendizaje, memoria, de atención, comunicación, visión y audición. Estos problemas a menudo conducen a dificultades en la escuela y a problemas de socialización.

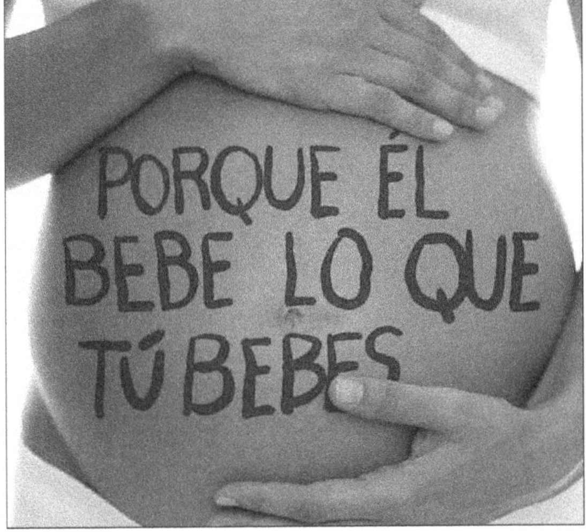

Una de cada cinco mujeres consumen alcohol durante el embarazo, pese a las contraindicaciones.

Se repartirán 500.000 dípticos explicando los riesgos del consumo de bebidas alcohólicas, y con consejos nutricionales sobre la dieta

El presidente de la SEGO, José Manuel Bajo Arenas, explica que "en la actualidad no se conoce la cantidad de alcohol que provoca la aparición de los síntomas, por lo que se recomienda que no se consuma nada de alcohol".

El momento más perjudicial para el bebé abarca desde la fecundación hasta que finaliza la formación del embrión. Se pueden producir en esta etapa malformaciones, ya que se están desarrollando los órganos. "El alcohol puede afectar a cualquier parte del cuerpo del bebé", afirma Bajo. "Es muy importante la labor del ginecólogo para informar a la paciente e incidir para que reduzca totalmente el consumo de alcohol". Además, un síndrome que se puede desarrollar parcialmente es el de la impregnación alcohólica. Los pacientes desarrollan sólo algunos síntomas. La parte más vulnerable es el sistema nervioso central, pero también puede afectar al crecimiento y a la capacidad de moverse y del desarrollo del bebé.

"Con esta campaña pretendemos lanzar un mensaje de responsabilidad y prevención en un colectivo de riesgo como son las embarazadas", afirma el director general de Cerveceros de España, Jacobo Olalla Marañón. La SEGO distribuirá 500.000 dípticos con el lema *Porque él bebe lo que tú bebes*, para concienciar de que la ingesta de este tipo de bebidas puede provocar daños en el desarrollo físico y mental de los bebés. Además, se incluyen recomendaciones sobre la dieta, como reducir el consumo de productos calóricos o consumir alimentos ricos en ácido fólico, hierro y calcio.

La figura 8 presenta un ejemplo tomado de la prensa especializada (Diario Medico) en la que, por iniciativa de la Asociación de Cerveceros de España y la Sociedad Española de Ginecología, se intenta concienciar a las madres sobre lo peligroso que resulta el consumo de alcohol durante el embarazo.

Figura 9. Cartel de la campaña de sensibilización desarrollado por el Department of Health and Human Services (Substance Abuse and Mental Health Services Administration) USA

Tenga un bebé
saludable.
Si está embarazada,
¡no tome!
Para información llame al:
SAMHSA's FASD Center for Excellence
Information Resource Center
DEPARTMENT OF HEALTH AND HUMAN SERVICES
Substance Abuse and Mental Health Services Administration
Partnership to Prevent

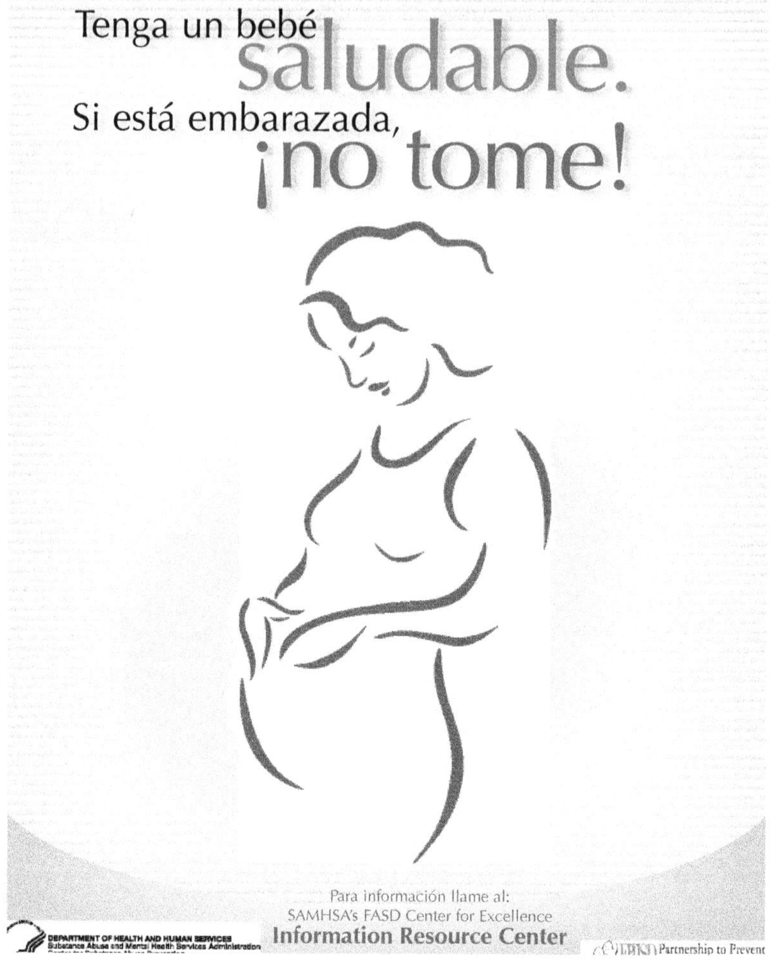

Este enfoque universal de toma de conciencia pública de los efectos del consumo de alcohol entre las mujeres embarazadas debería haber disminuido las tasas resultantes de SAF y TEAF. Como ya hemos descrito anteriormente, por desgracia, los estudios sugieren que la aparición de SAF está aumentando. No cabe ninguna duda de que el único tratamiento eficaz es desarrollar campañas de sensibilización e información sobre los efectos y recomendar como única medida preventiva valida la abstención completa de ingesta alcohólica por parte de la mujer durante el embarazo (Elhassani, Purohit y Ferlauto, 1996).

Uno de los problemas con los que nos encontramos a la hora del abordaje del problema de los TEAF es que, si bien el consumo de alcohol es algo completamente prevenible y evitable, no es tan fácil incidir sobre los factores asociados con el consumo materno de alcohol en el embarazo, y estos factores ofrecen una gran resistencia al cambio. Por otro lado, no todas las mujeres que mantienen un elevado consumo de alcohol engendraran hijos con SAF.

El problema de la prevención en la exposición al alcohol durante el embarazo se complica aún más por el hecho de que aproximadamente la mitad de todos los embarazos no son planificados, dando a menudo por resultado mujeres que no son conscientes de estar embarazadas durante las primeras semanas o meses de embarazo. Por tanto, los esfuerzos de prevención deben dirigirse a las mujeres en edad fértil, edad en la que son sexualmente activas. En este sentido, se debe dotar a los profesionales de la salud de la capacidad de evaluar los niveles de riesgo del consumo de alcohol de forma rápida y precisa, debe ser un paso vital y necesario en la prevención de la exposición al alcohol en el embarazo. Hay un problema grave de ingestión alcohólica durante el embarazo y es necesaria la cualificación profesional de los equipos de salud para lograr una efectiva prevención (Miguez et al., 2010).

Figura 10. Programa de prevención del consumo de alcohol por parte de mujeres embarazadas desarrollada por la Oficina para la prevención del desarrollo de discapacidades de Texas (USA)

Is the knowledge of Fetal Alcohol Syndrome new?

For centuries, mankind has suspected that drinking alcohol during pregnancy can harm the unborn child. The ancient Greek philosopher Aristotle observed that the children of drunken women were "morose and languid." The Bible contains a warning to pregnant women to "drink no wine or strong drink." In 1834, a British study reported that infants of alcoholic mothers had a "starved, shriveled and imperfect look." Modern research has confirmed that drinking alcohol during pregnancy is dangerous to the developing baby.

Can a child with Fetal Alcohol Syndrome grow up to be a self-sufficient adult?

Many will. The behavioral and learning problems associated with FAS can make it hard for people with FAS to become completely independent. People with FAS often have trouble managing money, organizing their time or handling other daily responsibilities. They may have particular difficulty in school and require special help that is unique to their condition. They may also have difficulty getting and keeping a job. An early diagnosis, appropriate educational interventions, and other help from people who understand their needs all increase the chances that a person with FAS will succeed in society.

You can help prevent FAS. We all can.

What can I do to prevent Fetal Alcohol Syndrome?

- If you are pregnant, don't drink alcohol.
- If you are trying to become pregnant, don't drink.
- If you think you might be pregnant, stop drinking right away.
- If you have trouble controlling your drinking, talk to your doctor or other health care provider. He or she can help you stop drinking and give your baby a better start in life.

Spread the word

If you know someone who is pregnant, encourage her not to drink alcohol and tell her why.

This brochure is the product of a collaboration among the Texas Office for Prevention of Developmental Disabilities, the Texas Birth Defects Monitoring Division of the Texas Department of Health, a parent of a child with FAS, and an educational consultant.

For more information, contact:
The Texas Office for Prevention of Developmental Disabilities
909 W. 45th Street, Austin, Texas 78751
(512) 206-4544 Fax (512) 206-5064

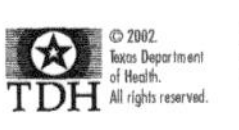

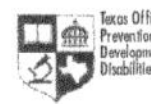

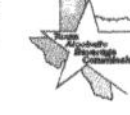

Stock No. 6-54 8/02

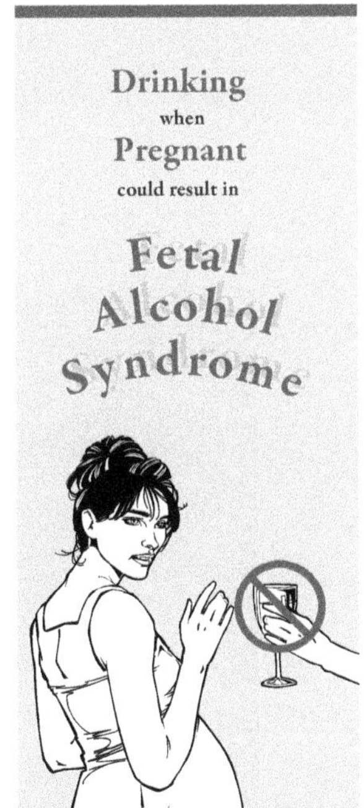

La formación sobre el embarazo resulta útil para que disminuya el consumo de alcohol en embarazadas, según un estudio con 610 mujeres embarazadas de Uganda (Namagembe et al., 2010).

Figura 11. Campaña contra el consumo de alcohol durante el embarazo incluyendo información adicional sobre la evolución del feto. Desarrollado por National Organization on Fetal Alcohol Syndrome

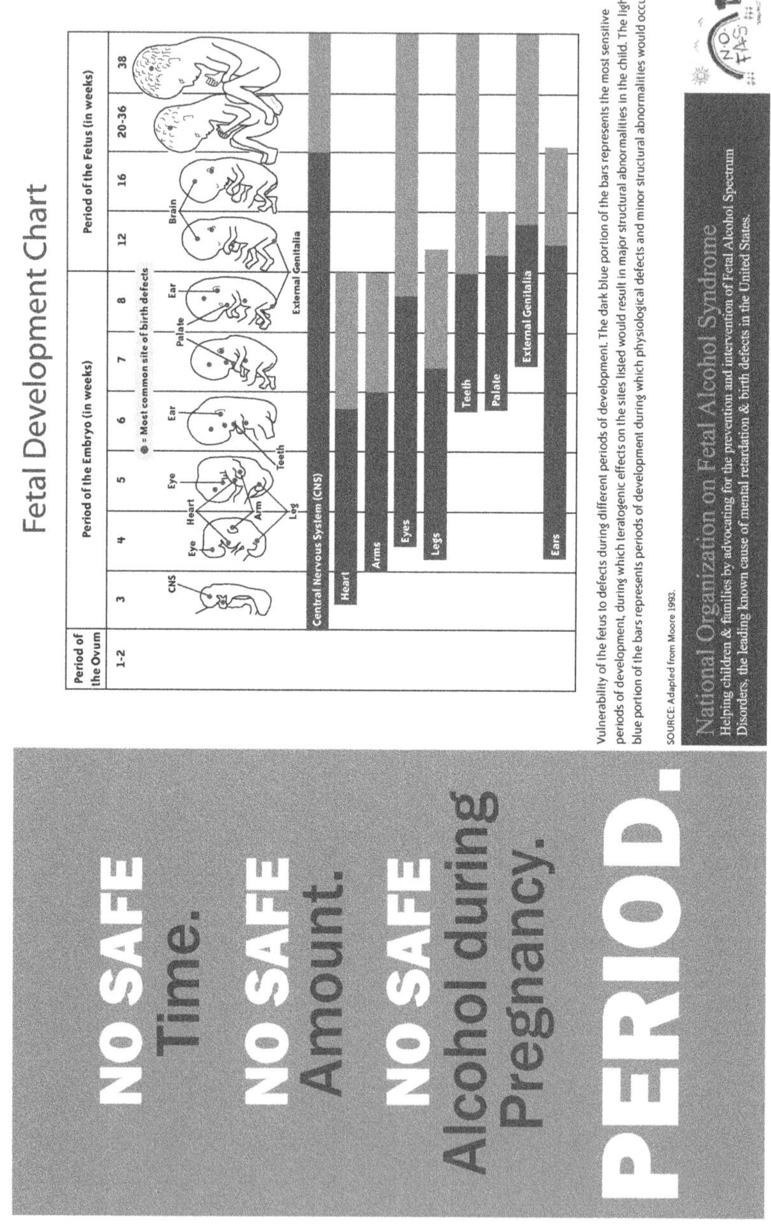

Respecto al consumo de alcohol en los jóvenes, Pérez Alonso-Geta (2010) nos muestra que la educación preventiva en la familia (87%), seguida de mantener más contacto y diálogo con los hijos (86%), son las medidas que la población considera más útiles para evitar el consumo de alcohol en menores y prevenir los casos de abuso entre los jóvenes mayores de 18 años. Igualmente, la gran mayoría de la población española (97%) coincide en que es necesario educar a los jóvenes en el consumo responsable y que las medidas educativas son las más eficaces para evitar el abuso de alcohol. Frente estos datos, el 87% de la población considera que las medidas prohibitivas pueden generar el efecto contrario.

Para el Plan Nacional sobre Drogas (2010), la medida de prevención más valorada sigue siendo la educación en las escuelas, y la menos valorada, la legalización de todas las drogas.

La conclusión de los estudios sobre consumo de alcohol en el embarazo es que es urgente adoptar medidas informativas para prevenir los riesgos de esta conducta (Guerri, 2010). Se puede afirmar que el SAF y los TEAF son claramente evitables y que en la prevención se debe actuar en tres fases (Astley et al., 2000):

1. Realizar un adecuado diagnóstico de SAF y TEAF para prevenir la aparición del cuadro en otros hijos y evitar complicaciones secundarias en los ya afectados.
2. Intentar modificar de forma comprensiva la forma de vida de estas mujeres.
3. Identificar los factores que imposibilitan la abstinencia en muchos casos.

2. Prevención secundaria

La prevención secundaria es la detección temprana y tratamiento de las condiciones adversas de salud antes de que sean graves o persistentes (Anderson y McFarlane, 2000). Tiene como objetivo disminuir la existencia de una enfermedad en una población, reduciendo su evolución y tiempo de duración. Intenta que, ante la posibilidad cierta de aparición de un trastorno o enfermedad, se actúe evitándolo o paliando al máximo sus efectos sobre un sujeto en concreto. La prevención secundaria se dirige, por tanto, a la detección precoz del consumo, así como a la supresión de posibles secuelas en los sujetos que ya han iniciado este consumo.

Su acción comienza con la detección de los grupos de riesgo, y únicamente desarrollará su intervención sobre ellos. Es más específica que la primaria, al no dirigirse a toda la población, pero parte con la dificultad de ser posterior a la aparición del problema y a la incubación de los factores que lo desencadenan. No es, por tanto, una acción proactiva y anticipadora, como la primaria, sino retroactiva y respondiente. En concreto, en la prevención secundaria de la ingesta abusiva de alcohol durante el embarazo, las acciones se desarrollarían con mujeres jóvenes que ya han manifestado la conducta de riesgo.

El conocimiento de los factores predisponentes –predisponen al sujeto a desarrollar la conducta desajustada–, precipitantes –favorecen el desencadenamiento de la situación– y perpetuantes–impiden que la situación mejore una vez consolidado el problema– asociados al consumo de alcohol en el embarazo permitirá priorizar las actuaciones preventivas, incidiendo en las características ambientales, sociales o individuales definidas por dichos factores. La necesidad de intervenir sobre aquellas mujeres que comienzan a manifestar la conducta de riesgo, y la de actuar en aquellos casos en que es necesaria la restructuración posterior a los efectos del consumo, quedan fuera de toda cuestión.

Figura 12. Campaña de prevención desarrollada por Department of Health and Human Services. Centre for Disabled Control and Prevention USA

LET ALONE
HAVE A
BABY WITH
fetal alcohol
syndrome
Visit our web address at:
www.cdc.gov/ncbddd/fas
or call: 1-800-CDC-INFO
or email: cdcinfo@cdc.gov
DEPARTMENT OF HEALTH AND HUMAN SERVICES
I NEVER
THOUGHT
I'D GET
pregnant

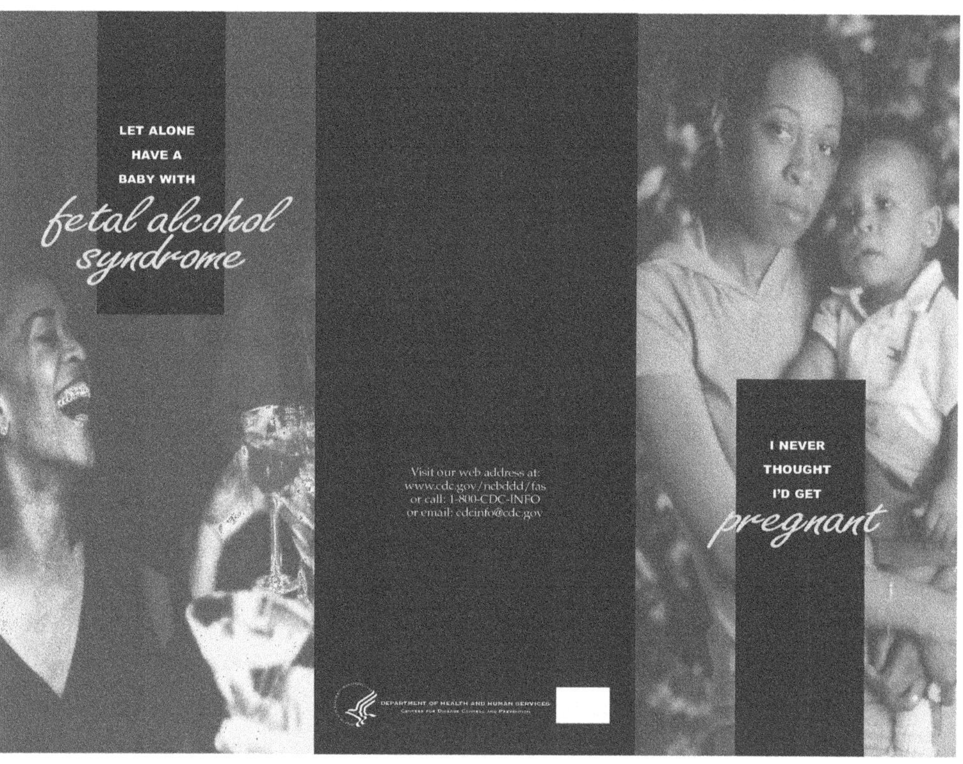

Algunas campañas se han dirigido hacia públicos diana concretos, hacia grupos con mayor riesgo. En la figura 12 se muestran los dípticos elaborados por el departamento de salud de USA dirigidos a la población afroamericana.

3. Prevención terciaria

Finalmente, la prevención terciaria consiste en eliminar las secuelas físicas, psíquicas y sociales que hubiera podido causar la conducta de consumo o abuso. Es por tanto, aparentemente, una acción más restructuradora que preventiva (Pons y Berjano, 1999).

Figura 13. Sistema de detección precoz de trastornos del desarrollo, implementado por el CUDAP de la Universitat de València

Sobre nosotros
Nuestro centro
Formación e Investigación
Sistema de detección
Documentación y recursos
Nuestro Blog
El objetivo de nuestro Centro es atender, en régimen ambulatorio, las necesidades de niños/as que presentan trastornos en su desarrollo o tienen riesgo de padecerlos desde un punto de vista integral, considerando los aspectos bio-psico-sociales con el fin de potenciar su capacidad de desarrollo y de bienestar posibilitando su integración en el medio familiar, escolar y social, así como su autonomía personal.
El Centro nace por acuerdo de colaboración entre la Universitat de València y la Conselleria de Bienestar Social firmado con fecha de 28 de Marzo de 2006 (Centro de acción social con el Nº de registro:2653). Este centro ha sido autorizado por la Conselleria de Bienestar Social (D.G para personas con discapacidad) por resolución 228/2008 de 28 de Marzo de 2008. El centro esta gestionado por la Fundación General de la Universidad y tiene carácter gratuito para todos sus usuarios.
Centre Universitari de Diagnòstic i Atenció Primerenca
00:00
00:00
Contacto y localización
Centre Universitari de Diagnostic i Atenció Primerenca (CUDAP)
Calle Guardia Civil 22, bajo
46020 Valencia
Tlf. 963 93 79 99 (información y citas)
El horario de atención a los usuarios/as del Centre Universitari de Diagnostic i Atenció Primerenca de la Universidad de Valencia es:
• Lunes a Viernes de 9.00 a 14.00 horas
• Martes y Jueves de 16.00 a 20.00 horas
Puede transmitirnos sus sugerencias, solicitar información o hacer una reclamación a través del correo electrónico: cudap@uv.es
Para la solicitud de admisión en el Centro es necesario adjuntar un informe de su pediatra/neuropediatra del Servicio Público de Sanidad (Seguridad Social) recomendando la valoración y/o intervención en un Centro de atención temprana.
46020 Valencia
Mapa
Sat.
Terr.
Earth
Cómo llegar
Buscar en alrededores
más
Ver mapa más grande
lafundació
universitatdevalència
SGS
© 2011 Universitat de València
Accesibilidad
Calidad
Normas éticas
Privacidad
Estadísticas

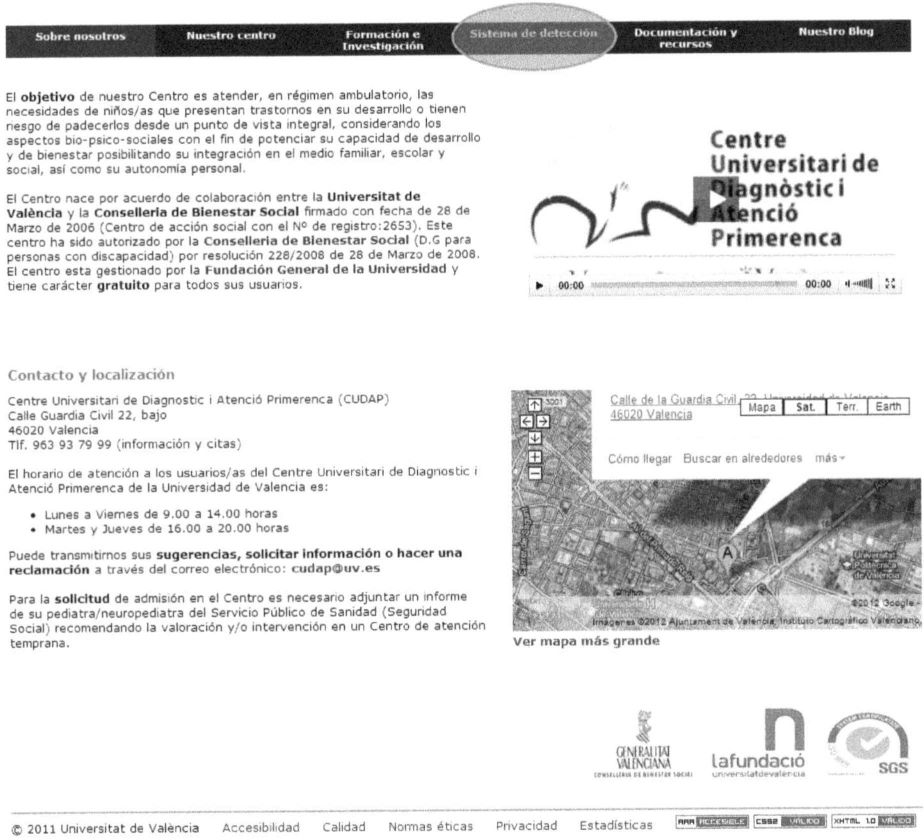

En los TEAF, la prevención terciaria entra en juego después de que las enfermedades o eventos ya hayan ocasionado daños a un individuo. El objetivo es limitar la discapacidad y la restauración de personas con su capacidad máxima posible (Anderson y McFarlane, 2000). Se trata de evitar que empeoren las consecuencias propias del trastorno ya existente, y que el niño se deteriore más. Comprende todos los aspectos de la rehabilitación o habilitación, así como los de integración y/o reinserción social. Es aquí donde se han situado, en una primera fase de su evolución, las técnicas de atención temprana.

Dejar de beber durante el embarazo puede cesar o reducir las alteraciones, incluso si el feto ya está afectado. En individuos que nacen con alteraciones relacionadas con el alcohol, un diagnóstico precoz es el factor más importante contra alteraciones secundarias. Por eso es tan importante la realización de screening para detectar la presencia de estos niños y sus factores de riesgo (Barr y Streissguth, 2001).

El principio en el que se basan los programas de Atención Temprana es la plasticidad neuronal de los primeros años. Asumiendo la existencia de unos procesos neuropatológicos iniciales (PNI), se intenta evitar un incremento de la gravedad por acumulación de alteraciones neurológicas secundarias (ANS). Como sabemos, el desarrollo humano consiste en los cambios estructurales y funcionales que se dan en el individuo por influencias biológicas y ambientales. Se trata de cambios progresivos y acumulativos de complejidad creciente y jerarquizada (Craig, 1997). Una vez nacido el niño, el proceso de desarrollo dependerá en gran medida del contexto, del entorno del niño. En muchas ocasiones, el niño nacido con SAF o TEAF puede tener un entorno poco estimulante. En otras, debido a las alteraciones neuropatológicas iniciales (PNI), los procesos de aprendizaje naturales, que se dan en cualquier niño de forma no estructurada en el seno de las familias, no se darán o requerirán una estructuración y sistematización. El papel de los centros de atención temprana como centros educativos consiste precisamente en planificar los procesos de aprendizaje y las situaciones estimulantes para que se den estas etapas evolutivas, evitando la aparición de daño o alteraciones neurológicas secundarias (ANS). Para conseguir este fin, es indispensable una detección precoz. Recuérdese, por ejemplo, que el proceso de mielinización del cerebro y la plasticidad cerebral disminuyen después de los dos años de vida.

Capítulo 6.

Intervención con niños

Con independencia de las consecuencias de la exposición al alcohol durante la gestación, existen muchos niños y niñas que presentan algún tipo de retraso en su desarrollo. Como concluíamos en el capítulo anterior, los programas de prevención terciaria pretenden precisamente que el daño producido por la acción prevenida sea el menor posible.

La descripción del Síndrome Alcohólico Fetal y en general de los trastornos del espectro alcohólico fetal nos ha dejado un listado de posibles problemas que encontraremos en niños y niñas. Pero, para la intervención con niños, no es necesario conocer cuál es el origen de los problemas, si hubo o no exposición al alcohol. La intervención se desarrollará bajo un prisma psico-educativo. Dado que la posible lesión ya se ha producido, lo que se intentará es que los niños se desarrollen con su máximo potencial, evitando la instauración de patologías secundarias. La actuación es, por tanto, fundamentalmente sintomática. Para clarificar mejor este punto, desarrollaremos primero algunos de los rasgos característicos de los niños afectados por SAF y TEAF.

1. Déficit cognitivo y concepto de retraso mental

El concepto de cognición hace referencia a la facultad de procesamiento de información desde la percepción de los estímulos del entorno hasta la ejecución o no de una respuesta al mismo. Implica por tanto un conjunto de procesos mentales:

codificación o decodificación de la información del entorno en los mecanismos receptores, trasmisión a la memoria sensorial, proceso de integración cognitiva por el que damos significado a la información de entrada, almacenamiento de la información en la memoria a largo plazo o modificación de la existente, generador de respuesta, etc., incluyendo las funciones ejecutivas de control.

Figura 14. Esquema de procesamiento de información básico (adaptado de (Gagné, 1985))

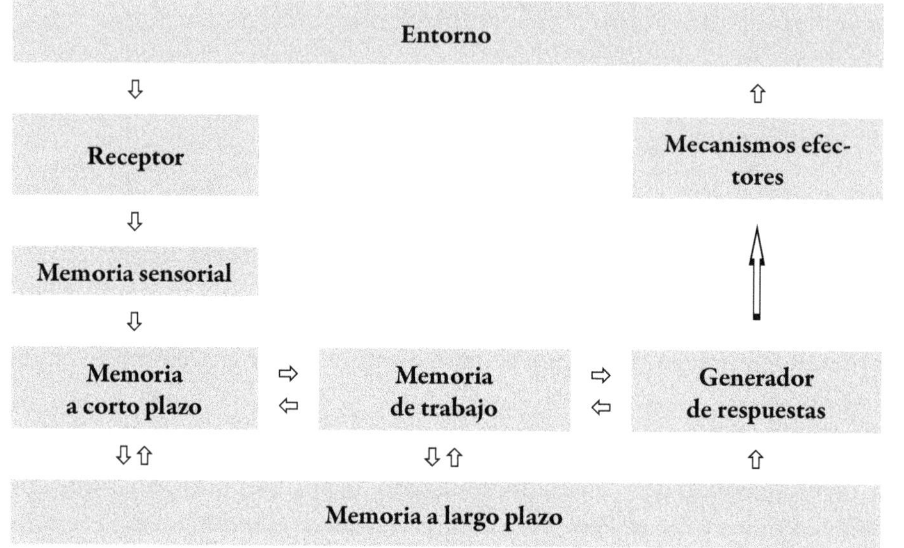

Se escapa de los objetivos de este texto hacer una descripción pormenorizada de la teoría del procesamiento de la información y toda la literatura que su aplicación ha generado. Nos centraremos en una selección de aquellos resultados o aquellos principios que son relevantes para el objetivo de este texto.

- *El registro sensorial.* Nuestros receptores sensoriales están constantemente estimulados por diversos tipos de estímulos. El propósito del registro sensorial es retener la información el tiempo suficiente para confirmar si deseamos procesarla. La información que no se atiende selectivamente ni se reconoce se descompone o desaparece del sistema. Los procesos cognitivos relacionados con el registro sensorial son el reconocimiento y la atención.
- *La memoria a corto plazo (MCP).* Si el estímulo es atendido suficientemente o reconocido, se transfiere a la memoria a corto plazo. La memoria a corto plazo está condicionada por el tiempo en que la información está activa y la cantidad de información que puede mantener a la vez. Así, se considera MCP el tiempo que se puede retener una información sin ejercer sobre ella ningún tipo de acción o estrategia de recuerdo. Este tiempo en personas promedio

es de alrededor de veinte segundos. En cuanto al número de elementos o cantidad de información que la MCP puede retener, esta es muy baja, en torno a siete elementos, fragmentos o bits informativos[14]. La información en la MCP es volátil, se pierde si no se realiza alguna acción de mantenimiento. La memoria de trabajo es la MCP que se concentra en un momento dado y pone en relación la información entrante con la existente.

- *La memoria a largo plazo (MLP).* La MLP es el sistema mediante el cual mantenemos nuestros conocimientos activos o disponibles. Paivio (1971, 1986) y Clark y Paivio (1991) sugieren que la información se almacena en la MLP como imágenes, como unidades verbales o como ambas. Es aceptado también, casi por convenio, que en la MLP se distinguen tres categorías: la memoria semántica, la episódica y la procesual.

*D*éficit cognitivo es un término genérico que incluye una deficiente funcionamiento de cualquiera de los componentes o factores que forman parte del proceso cognitivo. En la actualidad, en muchas ocasiones, dada la capacidad y precisión diagnóstica, se prefiere utilizar el concepto de déficit cognitivo especificando el proceso cognitivo afectado. Cuando la afectación es general e implica una limitación sustancial en las actividades sociales, se utiliza alternativamente el concepto de retraso mental.

El retraso mental, en términos diagnósticos, se refiere específicamente a una limitación sustancial en las actividades sociales, caracterizada por un nivel de funcionamiento intelectual significativamente inferior al promedio, medido mediante una prueba de inteligencia individual. Para que se diagnostique a una persona con retraso mental, tiene que darse, asociado al funcionamiento intelectual inferior, dos o más limitaciones en las siguientes áreas de las habilidades adaptativas: comunicación, cuidado personal, vida en el hogar, habilidades sociales, utilización de la comunidad, autogobierno, salud y seguridad, habilidades académicas funcionales, ocio y trabajo.

La descripción del estado de funcionamiento individual exige el conocimiento de sus capacidades y la comprensión de la estructura y expectativas de su entorno personal y social. El retraso mental se considera una condición crónica e irreversible que empieza antes de los 18 años. Si el funcionamiento intelectual cae a niveles de retraso después de los 18 años, el problema se clasifica como demencia en lugar de retraso mental.

14 Algunos teóricos utilizan la palabra bits o fragmentos para aludir a los datos no relacionados de información.

Tabla 5. Relación entre habilidades adaptativas y funcionamiento intelectual

		Funcionamiento intelectual inferior a la media	
		Retraso	**Sin retraso**
Habilidades Adaptativas	**Retraso**	Retraso mental	Sin retraso mental
	Sin retraso	Sin retraso mental	Sin retraso mental

Como parece obvio, llegar al diagnostico de retraso mental será solo posible durante la primera infancia. Es cuando comienza la escolarización obligatoria, que es cuando se inician los primeros aprendizajes académicos y cuando disponemos de pruebas psicométricas que evalúan el coeficiente intelectual.

Antes e incluso después, según los casos, de llegar al diagnóstico de retraso mental, podemos detectar déficits en los procesos cognitivos subyacentes al desarrollo intelectual. Así, podemos detectar problemas de atención, memoria, tiempo de reacción, función ejecutiva, etc. En algunos casos, la evolución nos llevará hacia un retraso mental simple; en otros, estará acompañado de síntomas autistas; en otros, solo permanecerá un déficit cognitivo particular, e incluso existen niños con una afectación muy leve que llegan a un aprendizaje promedio.

El déficit cognitivo puede surgir como resultado de varios factores. Los factores genéticos y prenatales pueden afectar el desarrollo del feto y dar como resultado el retraso mental, como es el caso de los efectos teratógenos del alcohol durante el embarazo. Quizá también tengan un papel los factores que se relacionan con el nacimiento y los primeros años de desarrollo después de este (por ejemplo, los partos prematuros y con bajo peso relacionados también con el consumo de alcohol, partos traumáticos que provocan daños en el cerebro o las heridas traumáticas en la cabeza que pudieran ocurrir durante los dos primeros años por negligencia en el cuidado o por accidente). Los factores psicosociales pueden influir, ya sean solos o relacionados con factores biológicos. Es probable que los niños con retraso mental que también tienen desventajas psicosociales reciban poca estimulación intelectual en su ambiente, pocos cuidados médicos o tengan dietas poco saludables y malas condiciones de vida. De modo que las experiencias en un ambiente pobre de estímulos pueden combinarse o no con lesiones neurológicas estructurales o funcionales para hacer que las calificaciones que obtienen en las pruebas de inteligencia lleguen hasta puntuaciones más bajas.

1.1. Déficit cognitivo en la función ejecutiva

La función ejecutiva es un constructo psicológico introducido por primera vez por Luria (1966). A la hora de describir el funcionamiento psicológico humano, se han elaborado múltiples constructos teóricos explicativos; alguno de ellos ha trascendido a la población general y se ha convertido en un término corriente, como es el caso del neuroticismo o la propia inteligencia. En este caso, la función ejecutiva es un constructo que permite describir y evaluar sistemáticamente una serie de conductas humanas y su nivel de competencia en las mismas. Incluye habilidades de anticipación y establecimiento de metas, diseño de planes y programas de acción, inicio de actividades y operaciones mentales, autorregulación y monitorización de planes y tareas, selección de comportamiento y conducta adecuada al contexto, flexibilidad en el trabajo cognitivo, organización en tiempo y espacio, etc. (Pineda, 1996; Pineda, Cadavid, and Mancheno, 1996; Stuss y Benson, 1986; Weyandt y Willis, 1994).

Se presume que la función ejecutiva es una actividad propia de los lóbulos frontales, más específicamente de sus regiones más anteriores, las áreas prefrontales, y sus conexiones recíprocas con otras zonas del córtex cerebral y otras estructuras subcorticales, tales como los núcleos de la base, el núcleo amigadalino, el diencéfalo y el cerebelo (Harris, 1995; Kelly y Best, 1989; Reader, Harris, Schuerholtz y Denckla, 1994 ; Schaughency y Hynd, 1989; Stuss y Benson, 1986). Se ha observado que las personas con lesiones en las áreas prefrontales suelen tener problemas en la función ejecutiva.

1.2. Inhibición conductual

La inhibición conductual es uno de los posibles componentes de la función ejecutiva y se encargaría, entre otros, de determinar cierto grado de adecuación de la respuesta conductual en función del contexto. Como rasgo, es definido como miedo extremo ante la novedad (Kagan, Reznick y Snidman, 1988). El niño inhibido es aquel que experimenta una gran ansiedad ante estímulos novedosos, inciertos o cambiantes, razón por la cual se retrae y evita el contacto con dichos estímulos. Un rasgo característico sería el miedo ante el extraño experimentado por los niños a partir de los seis meses y que debe desaparecer en torno a los dos años.

Entre el conjunto de fenómenos que llaman la atención por su relación con una baja tasa de interacción con los iguales (Monjas y Caballo, 2002), la inhibición resulta interesante por sus posibilidades predictivas con respecto a distintos trastornos futuros. Por una parte, existe evidencia de la relación entre la inhibición conductual evaluada en la infancia y los cuadros ansiosos y depresivos desarrollados durante la adolescencia y la etapa adulta (Muris et al,. 2001; Oosterlaan, 1999). Por otra parte, la desinhibición conductual, el polo opuesto de la inhibición, se ha relacionado con otro tipo de alteraciones de carácter más exteriorizado, como la agresividad, el alcoholismo o el abuso de sustancias (Fowles, 2000; Sobral et al., 2000). Diferentes trabajos apoyan la relación entre la desinhibición y trastornos como el TDAH, la agresividad, el abuso de sustancias o la delincuencia y la psicopatía (Fowles, 2000; Iacono et al., 1999; Scheres, Oosterlaan y Sergeant, 2001).

1.3. Déficit en memoria operativa o de trabajo

La memoria operativa o memoria de trabajo, al igual que las funciones ejecutivas, se procesa principalmente en la corteza prefrontal dorsolateral. Existen diferentes modelos explicativos del funcionamiento de la memoria operativa o de trabajo. Geary (2005) incorpora en su teoría el modelo de multicomponentes propuesto por Baddeley y Hitch (1974), modelo que ha sido modificado a lo largo de los años para adaptarlo a las nuevas evidencias (Baddeley, 2006). Según este modelo, la memoria operativa es un sistema de capacidad limitada dedicado a mantener, manipular y almacenar información necesaria para un amplio rango de actividades cognitivas complejas, como el razonamiento, el aprendizaje y la comprensión. Este sistema apoya los procesos de pensamiento humano, trazando un puente entre la percepción, la memoria a largo plazo y la acción o generación de respuestas.

Inicialmente, el modelo de Baddeley y Hitch se basaba en tres componentes: un ejecutivo central (EC) que sirve de control atencional limitado y dos sistemas subordinados, el bucle fonológico y la agenda viso-espacial, que trabajan de manera integrada con el EC. El bucle fonológico permite el almacenamiento temporal de información verbal-acústica; de esta manera, se puede mantener la representación de una palabra, teniendo una relación importante con el aprendizaje del lenguaje. La agenda viso-espacial, por su lado, mantiene representaciones temporales de información visual y espacial, asumiendo un rol importante en la orientación espacial y en la resolución de problemas viso-espaciales. Recientemente se ha añadido un nuevo componente, el búfer episódico, que consiste en un sistema de almacenamiento temporal con capacidad limitada capaz de integrar información de varias fuentes, incluyendo el bucle fonológico, la agenda viso-espacial y la memoria a largo plazo (Baddeley, 2006). Aunque estos modelos han sido construidos sobre la base del funcionamiento cognitivo adulto, las evidencias indican que el procesamiento de información en niños es muy semejante. Los déficits en memoria de trabajo se relacionan con los déficits de atención y función ejecutiva directamente y se hacen más indiferenciados conforme disminuye la edad de los niños. Esta indiferenciación tiene varios motivos, el primero de ellos la falta de pruebas de evaluación adecuadas a las edades de los niños por debajo de los cuatro años, aunque también es posible que durante el proceso de desarrollo se produzca una diferenciación funcional de los distintos componentes de la memoria de trabajo. Los déficits en la memoria ejecutiva o de trabajo se han manifestado como un predictor de los trastornos de aprendizaje escolar (Alloway, 2009). Croker et al. (2011) realizan un estudio comparativo en el que se evidencia el déficit en memoria de trabajo y las dificultades de aprendizaje subsiguientes en niños expuestos al alcohol durante la gestación.

2. Déficit de Atención e Hiperactividad (TDA-H)

Un ejemplo de trastorno que aglutina los diferentes componentes de la función ejecutiva es, sin duda, el déficit de atención e hiperactividad (TDA-H). Este y los trastornos del espectro autista son, quizá, dos de los trastornos más frecuentes en los últimos años.

El DSM IV (APA, 1995) incluye los denominados trastornos por déficit de atención y comportamiento perturbador, caracterizados por provocar más molestias a los demás que a la persona que lo padece. Este subgrupo, a su vez, incluye tres categorías diagnósticas: el trastorno de conducta o disocial, el trastorno negativista desafiante y el trastorno por déficit de atención con hiperactividad (TDA-H). Las evidencias sobre la validez diferencial de los factores "trastorno de conducta-agresividad" (relacionado con dificultades de atención, impulsividad y actividad motriz excesiva, problemas de rendimiento escolar) y "déficits atencionales/hiperactividad" (relacionado con un estatus socioeconómico bajo, variables de interacción familiar negativa, valoraciones de los padres de problemas de conducta, comportamientos desafiantes, molestos y destructivos en la escuela y delincuencia en la adolescencia), junto con el componente cognitivo, de base neurológica, han promovido un gran número de investigaciones. Así, los trastornos esencialmente relacionados con la agresividad, física o verbal, y con los problemas de comportamiento e inadaptación en su sentido más amplio, esto es, el negativismo desafiante y el trastorno disocial, parecen poseer un fuerte componente ambiental, frente al origen predominantemente cognitivo del TDA-H, lo cual, en cierta manera, los hace bastante diferentes, aun perteneciendo a un mismo grupo diagnóstico.

A pesar de ello, exceptuando la participación en la intervención del TDA-H de determinadas sustancias farmacológicas, las técnicas que se utilizan para su tratamiento son similares y son de origen conductista o cognitivo-conductual, que también son de uso común para los problemas de conducta en general.

Las técnicas de neuroimagen han revelado que la mayoría de niños que muestran esta alteración comparten como característica común la de poseer un córtex prefrontal derecho y unos ganglios basales (núcleo caudado y globo pálido) notoriamente más pequeños. Algunos investigadores suman a estas el vermis del cerebelo. En cualquier caso, hemos de tener en cuenta que dichas estructuras resultan decisivas, como ya hemos comentado con anterioridad, en todos los procesos de control ejecutivo: el córtex prefrontal interviene resistiendo a las distracciones y desarrollando la consciencia sobre sí mismo y el desarrollo en el tiempo a la hora de programar las conductas, y los ganglios basales contribuyen a inhibir las respuestas automáticas, posibilitando que el córtex delibere con más detenimiento y que se coordinen entre sí las diversas regiones del córtex.

Estas anomalías podrían tener que ver con la mutación de algunos genes que, en condiciones de normalidad, son muy activos en el córtex prefrontal y en los ganglios basales. Estos genes serían los que se encargan de gestionar en el cerebro la forma de emplear la dopamina, neurotransmisor que procura la inhibición o modulación de la actividad neuronal, sobre todo de las neuronas implicadas en la conducta motriz y emocional. Así, parece ser que las mutaciones afectarían, bien a los genes codificadores de los receptores de dopamina (D4), que reciben en exceso la señal que llega, bien al transportador de la dopamina (DAT1), que atrapa para su reutilización la dopamina liberada de un modo excesivamente eficaz.

De este modo, esta alteración que afecta la acción de la dopamina es la que deteriora la inhibición conductual y el autocontrol, promoviendo las conductas características del TDA-H. No en vano, el autocontrol incluye la capacidad de inhibir o frenar las respuestas motoras y emocionales ante un estímulo, procurando que se puedan desarrollar con normalidad, sin interferencias, las diversas funciones ejecutivas, las diversas actividades mentales necesarias para la realización de cualquier tarea, a saber:

- El *uso de la memoria operativa,* que trae al nivel consciente la información que se precisa para su resolución, permitiendo recordar lo que se pretende (percepción retrospectiva), teniendo en cuenta lo que se necesita para lograrlo (previsión).
- La *interiorización del habla,* que permite seguir las reglas o instrucciones precisas, dirigir la propia conducta.
- El *control de las emociones,* y la generación de la motivación suficiente para la resolución.
- La *reconstitución*, que incluye fragmentar las conductas observadas y combinarlas de modo que den como resultado nuevas acciones no aprendidas de la experiencia. Esta actividad es la que proporciona la flexibilidad y creatividad que precisamos para conseguir nuevas metas sin haber aprendido previamente los pasos intermedios necesarios en nuestra memoria.

Figura 15. Efectos de la inhibición conductual

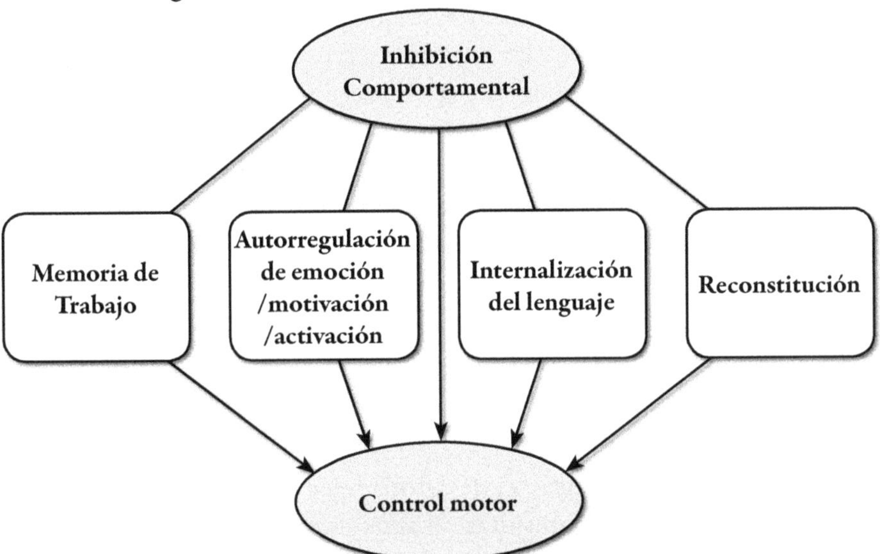

En conclusión, esta perspectiva situaría el TDA-H no tanto como un trastorno de la atención en sí, sino como un fallo en los mecanismos de inhibición conductual que retardan la adquisición de la capacidad para interiorizar y efectuar esas cuatro funciones mentales ejecutivas.

 3. Trastornos del espectro autista

Los trastornos profundos o generalizados del desarrollo incluyen, siguiendo la clasificación del DSM IV, las siguientes categorías: autismo, síndrome de Asperger, síndrome de Rett, el trastorno desintegrativo de la infancia y los trastornos profundos del desarrollo no especificados. Todas estas etiquetas se refieren a trastornos severos que implican graves distorsiones simultáneas que se manifiestan desde la infancia en distintas áreas del desarrollo psicológico: las habilidades cognitivas, las sociales y las del lenguaje.

Existen evidencias de las bases biológicas del autismo, aunque no se conoce el origen del mismo. La exposición prenatal al ácido valproico, el etanol, la talidomida o el misoprostol ha demostrado estar asociada con una mayor incidencia de autismo (Dufour-Rainfray et al., 2011).

Parece ser que los lóbulos frontal, prefrontal y temporal, junto con determinadas estructuras del sistema límbico, podrían estar implicadas en este trastorno, según apuntan los resultados de investigaciones con el uso de técnicas de neuroimagen que han puesto de manifiesto alteraciones en el consumo de energía de aquellos lóbulos, sobre todo los frontales, que parecen regular las funciones ejecutivas y las capacidades mentales responsables de muchas alteraciones características de los niños con trastornos del espectro autista. También se están realizando importantes investigaciones que analizan las anomalías en las que se muestra un aumento muy importante en sangre de serotonina en aproximadamente un 40% de ellos. Por último, la investigación genética está trabajando sobre la hipótesis de un funcionamiento inadecuado (más por exceso que por defecto) de genes que regulan la formación del sistema nervioso entre el tercer y el séptimo mes de desarrollo embrionario. En síntesis, parece que estamos ante un trastorno que puede deberse a múltiples causas que desencadenan una formación inadecuada del sistema nervioso que, en último término, conduciría a la alteración de determinadas capacidades básicas para el desarrollo humano.

El concepto de "espectro autista", desarrollado entre otros/as por Lorna Wing (1995) puede ser muy útil al considerar el autismo como un continuo que se presenta en diversos grados en diferentes cuadros del desarrollo, de los cuales solo una pequeña parte (no mayor de un 10%) reúne estrictamente las condiciones típicas que definen al autismo de Kanner. Para comprender bien ese concepto, hay que tener en cuenta dos ideas importantes: en primer lugar, que el autismo en sentido estricto es solo un conjunto de síntomas y se define por la conducta, pudiendo asociarse a diferentes trastornos neurobiológicos y a niveles intelectuales muy variados; en segundo lugar, que muchos retrasos y alteraciones del desarrollo se acompañan de síntomas autistas, sin ser propiamente cuadros de autismo. Para definir el espectro autista, Wing define tres dimensiones de rasgos psicológicos o sociales donde las personas que padecen este trastorno pueden tener algún déficit:

1. *Alteración del desarrollo de la interacción social recíproca.* En algunas personas se da un aislamiento social significativo; otras se muestran pasivas en su interacción social, presentando un interés escaso y furtivo hacia los demás. Algunas personas pueden ser muy activas en establecer interacciones sociales, pero haciéndolo de manera extraña, unilateral e intrusa, sin considerar plenamente las reacciones de los demás. Todas tienen en común una capacidad limitada de empatía, pero son capaces, a su manera, de mostrar sus afectos.
2. *Alteración de la comunicación verbal y no verbal.* Algunas personas no desarrollan ningún tipo de lenguaje, otras muestran una fluidez engañosa. Todas carecen de la habilidad de llevar a término un intercambio comunicativo recíproco. Tanto la forma como el contenido de sus competencias lingüísticas son peculiares y pueden incluir ecolalia, inversión pronominal e invención de palabras. Las reacciones emocionales a los requerimientos verbales y no verbales de los demás son inadecuadas –evitación visual, incapacidad para entender las expresiones faciales, las posturas corporales o los gestos, en otras palabras todas las conductas implicadas para establecer y regular una interacción social recíproca–. En algunos casos, el desarrollo del lenguaje parece haberse interrumpido o incluso haber retrocedido; en otros casos, puede asociarse con trastornos del desarrollo del lenguaje receptivo y expresivo. El repertorio de expresión y regulación de emociones es distinto a lo habitual: algunas veces aparentemente limitado y otro excesivo. A menudo se detectan graves dificultades para identificar y compartir las emociones de los demás.
3. *Repertorio restringido de intereses y comportamientos.* La actividad imaginativa resulta afectada. La gran mayoría de personas incluidas en el espectro del autismo fallan en el desarrollo del juego normal de simulación, ficción o fantasía. Esta limitada imaginación obstaculiza y limita su capacidad para entender las emociones y las intenciones de los demás. En algunos casos, la actividad imaginativa es excesiva. En la mayoría de los casos, la actividad imaginativa es ineficaz en su función adaptadora. En la medida en que carecen de la capacidad de imaginar el pensamiento o la mente de los demás, les resulta muy difícil anticipar lo que pueda suceder y afrontar los acontecimientos pasados.

Los patrones de conducta son, a menudo, ritualistas y repetitivos. Pueden apegarse a objetos inusuales o extraños. Los movimientos repetitivos y estereotipados son habituales. A menudo se da una gran resistencia al cambio y una perseverancia en la inmutabilidad. Cambios insignificantes en el entorno pueden provocar un profundo malestar. Muchas niñas y niños afectados de autismo desarrollan intereses específicos o preocupaciones sobre temas peculiares.

Figura 16. Triada de Wing

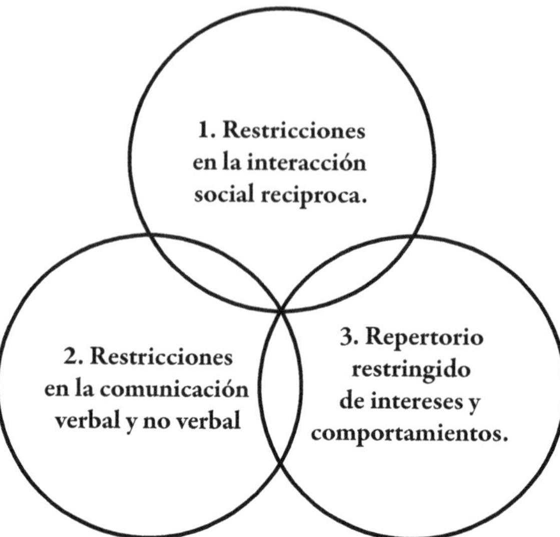

El término *trastornos profundos/generalizados del desarrollo* se adoptó para proporcionar un diagnóstico formal a individuos que, aun compartiendo déficits críticos similares a los que se dan en autismo, no cumplen completamente los criterios de diagnóstico de autismo. En este sentido, los términos trastornos del espectro autista y trastornos generalizados del desarrollo se usan habitualmente de forma sinónima para referirse a un amplio espectro de trastornos neuroevolutivos que pueden presentar alteraciones en la tríada. Otros trastornos se solapan con este prototipo, decreciendo en gravedad o aumentando el número de dominios afectados.

Figura 17. Relaciones entre los conceptos de autismo, espectro autista y TGD

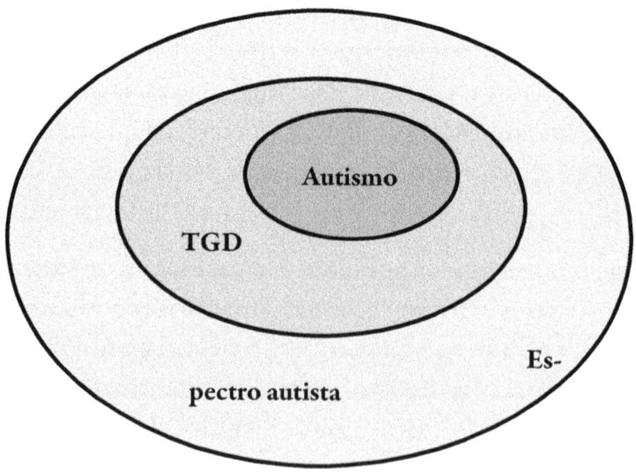

4. Resultados de las intervenciones

Dada la considerable variabilidad de los trastornos del desarrollo relacionados con alteraciones en el sistema nervioso central durante la gestación, en particular en las áreas pre-frontales, se hace necesaria una evaluación del funcionamiento en diversos dominios para guiar el desarrollo de intervenciones específicas (Paley y O'Connor, 2009; Bertrand, 2009).

Las intervenciones más efectivas son aquellas que, no solo apuntan a las dificultades cognitivas, comportamentales y sociales que muestran a menudo los individuos con exposición prenatal al alcohol, sino las que se centran en proveer recursos, educación, entrenamiento y servicios directos a los cuidadores para maximizar el ajuste y funcionamiento. De hecho, el elemento clave de trabajar con niños con trastornos del desarrollo debe consistir en proveer formación a padres y cuidadores sobre la naturaleza de la discapacidad del niño, incluyendo sus manifestaciones en la vida diaria.

Aunque el SAF se identificó hace 35 años en EEUU, las intervenciones basadas en la evidencia se han demorado significativamente. Premji et al. (2006) lamentan la pobreza de intervenciones basadas en investigación para esta población y que los pocos estudios existentes estén basados en muestras pequeñas y limitaciones metodológicas. Burd (2006) lamenta, a su vez, la ausencia de servicios de diagnóstico y tratamiento de calidad para niños expuestos al alcohol y sus familias, y enfatiza la necesidad de intervenciones que se propongan reducir las discapacidades secundarias comúnmente asociadas a los TEAF.

4.1. Atención temprana

Desde que un niño nace hasta que llega a la plena madurez, sigue un proceso de desarrollo complejo, continuo e irreversible. Este proceso de desarrollo consiste en cambios progresivos y acumulativos, de los que resulta una organización completa. Los cambios se desarrollan de lo general a lo particular, es decir, de funciones globales y generales a competencias más específicas y particulares (Craig, 1997).

En el desarrollo humano, se pueden determinar etapas en las que todos o la gran mayoría de los niños ya han adquirido una habilidad o competencia. La evolución o el desarrollo de los niños pueden compararse a una escalera en la que cada peldaño implica un hito evolutivo, y no alcanzarlo podría implicar un retraso en los siguientes o que los siguientes hitos se adquiriesen de forma no normativa, condicionados por la falta de competencia en el primero.

Hace más de cuarenta años que empezaron en España las primeras experiencias de atención temprana. El concepto y definición de lo que se entiende como *atención temprana* ha ido evolucionando a lo largo de los años, desde un modelo centrado en el tratamiento del niño con un trastorno del desarrollo (modelo de estimulación precoz) hasta la actualidad, en que se considera la atención temprana como un medio de prevención de la discapacidad que se centra en el niño, la familia y su entorno.

Esta nueva posición deriva directamente de la evolución conceptual del propio concepto de discapacidad introducido por la OMS en la CIF (Clasificación Internacional del Funcionamiento, Discapacidad y de la Salud) en 2001 y que tiene en cuenta, no solo los aspectos intrapersonales, (biológicos, psicosociales y educativos) propios de cada individuo, sino también los interpersonales relacionados con su propio entorno (familia, escuela, cultura y contexto social).

Otro aspecto importante a tener en cuenta es la plasticidad que caracteriza al cerebro en los primeros años de vida. La plasticidad cerebral es una propiedad del sistema nervioso central, que se refiere a la capacidad adaptativa para disminuir los efectos de lesiones, a través de cambios que modifican tanto la estructura como la función, tanto en el medio interno como en el externo. Esta característica es debida a la capacidad que tiene el sistema nervioso para experimentar cambios estructurales-funcionales producidos por influencias endógenas o exógenas. Esto significa que es posible modificar su estructura mediante estímulos externos.

La eficacia de los programas de atención temprana y la evolución de los niños con alteraciones en su desarrollo dependerá en gran medida de la fecha de detección, del momento de inicio de la atención temprana y de la intensidad del tratamiento. El término *temprano* significa empezar pronto, es decir, en el mismo momento del nacimiento o en los primeros meses, no esperar para empezar la intervención.

En nuestro caso, entenderemos por atención temprana el conjunto de actuaciones planificadas de carácter global e interdisciplinar, dirigidas a la población infantil de 0 a 6 años, a la familia y al entorno, que tienen por objetivo dar respuesta lo más pronto posible a las necesidades transitorias o permanentes que presentan los niños con trastornos en su desarrollo o que tienen riesgo de padecerlos.

La programación de la estimulación del niño es el principal pero no único objetivo de la atención temprana. De una forma operativa, entendemos que los objetivos de la atención temprana son:

- Reducir los efectos de una deficiencia o déficit sobre el conjunto global del desarrollo del niño.

- Optimizar, en la medida de lo posible, el curso del desarrollo del niño: poner atención en objetivos que resulten funcionales para el niño y le ayuden a su integración social.
- Introducir los mecanismos necesarios de compensación, de eliminación de barreras y adaptación a necesidades específicas. La búsqueda de sistemas alternativos y/o aumentativos de comunicación, desplazamiento, escritura, etc. son ejemplos de este objetivo.
- Evitar o reducir la aparición de efectos o déficits secundarios o asociados producidos por un trastorno o situación de alto riesgo.
- Atender y cubrir las necesidades y demandas de la familia y el entorno en el que vive el niño.
- Considerar al niño como sujeto activo de la intervención.

4.2. Entrenamiento en habilidades cognitivas y académicas

Watson y Westby (2003) recomiendan una serie de intervenciones cognitivas y académicas para niños con TEAF que no difiere significativamente de las estrategias dirigidas hacia niños con otros diagnósticos pero con afectación cognitiva. Entre las estrategias más eficientes incluyen entrenamiento en visualización, intervenciones en lenguaje, entrenamiento en autorregulación, intervenciones para mejorar habilidades en resolución de problemas, etc.

En un estudio piloto, Adnams et al. (2007) dieron terapia de control cognitivo (CCT) a niños con SAF en edad escolar, enseñando estrategias que facilitaban su habilidad para adquirir y organizar información más efectivamente. Los niños que recibieron CCT mostraron mejoras en comportamiento y resultados académicos respecto al grupo control. Estos resultados también aparecen al aplicar otras baterías neuropsicológicas y de control cognitivo. Igualmente se muestran resultados de mejora en adquisición de habilidades en matemáticas (Kable, Coles y Taddeo, 2007), entrenamiento en lenguaje y alfabetismo (LLT) (Adnams et al., 2007) y entrenamiento en el uso de estrategias de ensayo para trabajar problemas de memoria (Loomes et al., 2008). Tales estudios sugieren que, mientras los déficits asociados con exposición prenatal al alcohol son profundos y persistentes, los niños con TEAF pueden beneficiarse significativamente de intervenciones dirigidas a remediar algunos de esos déficits. Sin embargo, también aparecen limitaciones a esas mejoras y se requieren otros estudios que identifiquen predictores potenciales de respuesta al tratamiento para clarificar qué intervenciones concretas son adecuadas para subgrupos particulares de individuos con exposición al alcohol.

Es necesario que profesionales de educación y de salud mental estén mejor entrenados para reconocer los efectos producidos por la exposición prenatal al alcohol. Muchos estudiantes que necesitan intervenciones educativas y cognitivas pueden no cumplir todos los criterios del SAF y pueden tener, por ejemplo, un cociente de inteligencia normal. Se deben evaluar otras áreas de funcionamiento cognitivo, incluyendo disfunciones ejecutivas.

También se deben desarrollar programas de atención temprana para facilitar el aprendizaje en niños pequeños con TEAF y apoyo académico a adolescentes con TEAF, con el fin de evitar el fracaso y el abandono escolar.

4.3. Intervenciones con padres

Los niños con exposición prenatal al alcohol pueden ser particularmente difíciles para sus padres por los problemas derivados en funcionamiento cognitivo, emocional y conductual. Los padres ven que las estrategias parentales que funcionan con otros niños son menos efectivas con estos. Así, mejorar la calidad de la relación padres-hijos, disminuir el estrés, fomentar habilidades parentales efectivas y aumentar la autoeficacia en padres son aspectos básicos en una intervención con individuos con SAF (O'Connor, Sigman y Kasari, 1992).

a) Terapia de interacción padres-hijo

Se ha observado que las terapias de interacción padres-hijo y los apoyos al manejo parental son eficaces para disminuir el estrés parental y los problemas de conducta del niño después del tratamiento. En un estudio de Eyberg y Boggs (1998), se evaluó la efectividad de la terapia de interacción padres-hijo (PCIT) y la terapia de apoyo y manejo parental (PSM). En ambos casos, se vio que disminuía el estrés parental y los problemas de conducta del niño después del tratamiento. Tales resultados muestran que los padres de niños con TEAF se benefician de esas intervenciones.

b) Consulta conductual

Dada la persistencia de los déficits asociados con la exposición prenatal al alcohol, los padres y cuidadores de niños con TEAF pueden beneficiarse del apoyo a largo plazo. Olson et al. (2007) desarrollaron y evaluaron un modelo de consulta de apoyo conductual (FMF) dirigido a familias de niños con TEAF. A los padres se les enseñaba estrategias conductuales y cómo hacer ajustes en el entorno físico y de cuidado. Los resultados mostraron mejoras en percepción de eficacia parental y disminución de problemas de conducta postratamiento en relación al grupo control.

4.4. Entrenamiento en habilidades adaptativas

Los déficits de funcionamiento adaptativo en niños con TEAF hacen que los padres y cuidadores deban darles apoyo casi constante y supervisión para funcionar en sus vidas diarias. Se requieren intervenciones que promuevan el desarrollo de habilidades adaptativas para ayudar a los individuos con TEAF a ser más independientes en su vida diaria.

a) Intervención en habilidades sociales

Los niños con TEAF tienen considerables déficits en conducta social, problemas para procesar información social, comunicarse, etc. y tales déficits llevan a pobres relaciones con iguales y predicen abandono escolar y delincuencia, también síntomas de ansiedad y depresión. O'Connor et al. (2006) usaron un programa de entrenamiento en habilidades sociales (CFT) con niños con TEAF, lo que supuso una mejora en su conocimiento de comportamiento social apropiado, mejores habilidades sociales según sus padres y menos problemas de conducta postratamiento en comparación con el grupo control.

El entrenamiento en habilidades sociales para adolescentes con TEAF puede mejorar su habilidad para establecer y mantener amistades apropiadas con iguales. También en adultos con TEAF el desarrollo de intervenciones para entrenar en habilidades puede mejorar la habitabilidad para negociar tareas requeridas en la vida independiente.

b) Habilidades de seguridad

Los niños con TEAF tienen discapacidades y problemas de conducta que les llevan a un riesgo alto a sufrir daños no intencionados, debido a la impulsividad, las dificultades de inhibición conductual y el pobre juicio. Coles y otros (2007) diseñaron y aplicaron una intervención para mejorar habilidades de seguridad ante situaciones de peligro por fuego y de calle mediante ordenador. Demostraron una mejora en el conocimiento de seguridad y respuestas conductuales apropiadas comparadas con el grupo control.

4.5. Intervenciones farmacológicas

Los niños con TEAF a menudo reciben intervención farmacológica para eliminar los problemas de conducta y abuso de sustancias. El uso de estimulantes es común (O'Malley y Nanson, 2002). Sin embargo, la evidencia empírica y apoyo a la eficacia de estos medicamentos es limitada (Doig, McLennan y Gibbard, 2008). Además, los niños con exposición a alcohol reciben gran número de medicamentos. Por ello, es importante conocer la eficacia de esas intervenciones farmacológicas.

Los estudios controlados que examinan la eficacia de medicación estimulante revelan un patrón diverso de hallazgos. Oesterheld et al., (1998) encontraron efectos positivos del metilfenidato en hiperactividad e impulsividad, pero no en inatención. Snyder et al., (1997) también encontraron efectos significativos para estimulantes en síntomas hiperactivos pero no en atención o impulsividad. Los estudios retrospectivos de respuesta a la medicación entre individuos con TEAF también muestran resultados cruzados diversos entre distintos estimulantes (O'Malley, Koplin y Dohner, 2000; Coe et al., 2001; Doig, McLennan y Gibbard, 2008). Se requiere mayor investigación sobre el uso de estimulantes en individuos con TEAF.

Finalmente, las observaciones clínicas sugieren que algunos individuos con exposición al alcohol pueden tener reacciones atípicas o menos favorables a algunos medicamentos, que les pueden llevar a mayores dosis o a prescribir otros medicamentos para eliminar efectos secundarios.

Capítulo 7.

Recomendaciones y futuras direcciones

La evidencia recogida sobre la plasticidad neurológica en el desarrollo temprano del cerebro (Johnston, 2009) sugiere que las intervenciones tempranas en niños con TEAF pueden ser una oportunidad crítica para remediar el daño cerebral provocado por la exposición prenatal al alcohol. Lo mismo ocurre con el diagnóstico temprano, ya que el diagnóstico suele realizarse en edad escolar (9,5 años, en el estudio de Olson et al., 2007). Por lo tanto, los esfuerzos deben dirigirse a un diagnóstico e identificación de niños con TEAF a una edad mucho más temprana y proveerles de una intervención apropiada. La persistencia a lo largo de la vida de los déficits primarios y secundarios lleva a la necesidad de apoyo y servicios a lo largo de toda la vida.

Para facilitar el diagnóstico y el tratamiento de TEAF, es obligatorio que los profesionales de salud, educación, servicios sociales y sistema judicial estén entrenados adecuadamente en cómo reconocer individuos con exposición prenatal al alcohol y en cómo intervenir. En algunos casos, es importante también cambiar las actitudes de los profesionales que tratan con individuos expuestos al alcohol y sus familias. Algunos piensan que "el daño está hecho" y no ven posibilidades de tratamiento, o provocan actitudes de culpa en los padres, que llevan a estos a no buscar servicios de ayuda.

Es necesario para el tratamiento un acercamiento exhaustivo a la intervención y coordinación de múltiples sistemas de cuidado (Olson et al., 2007). Se han desarrollado varios programas en este sentido, como "New Choices" (Niccols y Sword, 2005) o el PCAP (Grant et al., 2004).

Hay una serie de tratamientos que pueden remediar con efectividad algunos déficits asociados con la exposición prenatal al alcohol. Los acercamientos futuros al tratamiento con poblaciones de alto riesgo deben dirigirse a déficits primarios y secundarios del TEAF.

Otra dirección potencial de la intervención futura es desarrollar y probar la eficacia de acercamientos multinivel más exhaustivos en múltiples áreas de funcionamiento para buscar efectos negativos, no solo de la exposición prenatal al alcohol, sino también del ambiente postnatal adverso.

Bibliografía

ABEL, E. L. (1984). Prenatal effects of alcohol. *Drug and Alcohol Dependence,* 14 (1), 1-10.

—— (1995). Effects of prenatal alcohol exposure on birth weight in rats: Is there an inverted U-shaped function? *Alcohol,* 13 (1), 99-102.

—— (1996). *Fetal Alcohol Syndrome: From Mechanism to Prevention.* Boca Raton, FL: CRC Press.

ABEL, E. L. Y SOKOL, R. J. (1987). Incidence of fetal alcohol syndrome and economic impact of FAS related anomalies. *Drug Alcohol Depend,* 19, 51-70.

ABEL, E. L. Y SOKOL, R. J. (1991). A revised conservative estimate of the incidence of FAS and its economic impact. *Alc. Clin. Exp. Res.,* 15, 514–524.

ADNAMS, C. M. ET AL. (2007). Language and literacy outcomes from a pilot intervention study for children with fetal alcohol spectrum disorders in South Africa. *Alcohol,* 41, 403-414.

ALATI, R. ET AL. (2008). The developmental origin of adolescent alcohol use: findings from the mater university study of pregnancy and its outcomes. *Drug Alcohol Depend,* 98, 136-143.

ALLEN, J. P.; LITTEN, R. Z.: FERTIG, J. B. Y BABOR, T. (1997). A review of research on the alcohol use disorders identification test (AUDIT). *Alcoholism: Clinical and Experimental Research,* 21 (4), 613-619.

ALLOWAY, T. P. (2009). Working memory but not IQ, predicts subsequent learning in children with learning difficulties. European Journal of Psychological Assessment, 25 (2), 92–99.

Alvarenga, R. H. (1997). Síndrome de Alcohol Fetal: Presentación de un caso y revisión. *Revista médica hondureña,* 65 (1), 32-36.

American Academy of Pediatrics (2000). Fetal Alcohol Syndrome and Alcohol-Related Neurodevelopmental Disorders. *Pediatrics,* 106, 358-361.

Anderson, E. y McFarlane, J. (2000). *Community as partner: Theory and practice in nursing* (3ª ed.). Philadelphia: Lippincott.

APA (1995). *Manual diagnostico y estadístico de los trastornos mentales (DSM-IV).* American Psychiatric Asociation.

Astley, S. J. et al. (2000). Fetal alcohol syndrome (FAS) primary prevention through FAS diagnosis: I. Identification of high risk birth mothers through the diagnosis of their children. *Alcohol,* 35 (5), 499-508.

Autti-Rämo, I. et al. (2006). Fetal alcohol spectrum disorders in Finland: clinical delineation of 77 older children and adolescents. *Am J Med Genet,* 140A, 137-143.

Avellaneda, A. S.; Pérez, M. E. G. y Font-Mayolas, S. (2010). Patrones de consumo de alcohol en la adolescencia. *Psicothema,* 22 (2), 189-195.

Babor, T.F.; Higgins-Biddle, J.C.; Saunders, J.B. y Monteiro, M.G. (2001). *AUDIT. Cuestionario de identificación de los trastornos debidos al consume de alcohol. Pautas para su utilización en atención temprana.* Valencia: Conselleria de Bienestar Social Generalitat Valenciana.

Baddeley, A. (2006). Working memory: An overview. En Pickering, S. J. (ed.). *Working Memory and Education,* 1-31. Londres: Academic Press.

Baddeley, A. D. y Hitch, G. (1974). Working memory. En Bower, G. (ed.). *The psychology of learning and motivation,* vol. 8, 47-90. New York: Academic Press.

Baer, J. S. et al. (2003). A 21-year logitudinal analysis of the effects of prenatal alcohol exposure on young adult drinking. *Archives of General Psychiatry,* 60 (4), 377-385.

Banakar, M.K.; Kudlur, N.S. y George, S. (2009). Fetal Alcohol Spectrum Disorder (FASD). *Indian Journal of Pediatric,* vol. 76 (11), 1173-1175.

Barr, H. M. y Streissguth, A. P. (2001). Identifying maternal self reported alcohol use associated with fetal alcohol spectrum disorders. *Alcoholism: Clinical and Experimental Research,* 25 (2), 283-287.

Barriga, S. (1993). La salud ¿para qué? En León, J. M. y Barriga, S. (eds.). *Psicología de la salud.* Madrid: Eudema.

Barry, S. et al. (2007). *The Coombe Women's Hospital: study of alcohol, smoking & illicit drug use 1987-2005.* Dublin: Coombe Women's Hospital.

Benz, J.; Rasmussen, C. y Andrew, G. (2009). Diagnosing fetal alcohol spectrum disorder: History challenges and future directions. *Pediatrics and Child Health,* 14 (4), 231-237.

Berjano, E. y Musitu, G. (1987). Las drogas: Análisis teórico y métodos de intervención. Valencia: Nau Llibres.

Bertrand, J. (2009). Interventions for children with fetal alcohol spectrum disorders (FASDs): Overview of findings for five innovative research projects. *Research in Developmental Disabilities,* 30 (5), 986-1006.

Bertrand, J.; Floyd, L. L. y Weber, M. K. (2005). National Center on Bird Defects and Developmental Disabilities. Guidelines for identifying and referring persons with fetal alcohol syndrome. *MMWR Recomm Rep.,* 54, 1-14.

Bradley, K. A. et al. (1998). The AUDIT alcohol consumption questions: Reliability, validity and responsiveness to change in older male primary care patients. *Alcoholism: Clinical and Experimental Research*, 22 (8), 1842-1849.

Briñez-Horta, J. A. (2010). Diferencias de género en problemas con el alcohol, según el nivel de consumo. *Adicciones,* 13 (4), 439-455.

Burd, L. (2006). Interventions in FASD: We must do better. *Child Care Health Dev*, 33, 398–400.

Burd, L. et al. (2003). Fetal alcohol syndrome: neuropsychiatric phenomics. *Neurotoxicology and Teratology* 25 (6), 697-705.

Burd, L. et al. (2004). Fetal alcohol syndrome in the United States corrections system. *Addict Biol,* 9, 177-178.

Burton, R. (1621). *The essential anatomy of melancholy.* Versión consultada 2002. Mineola, NY, US: Dover Publications.

Cancino, F. y Zegarra, J. (2003). Síndrome alcohólico fetal. *Revista de neuropsiquiatría*, 66, 302-312.

Cano, L. y Berjano, E. (1988). El uso de drogas entre la población escolar. En *Uso de drogas en población escolar*. Valencia: Conselleria de Treball i Seguretat Social.

Cañete, R. et al. (1996). Síndrome alcohólico fetal asociado a trisomía X. *Esp Pediatr,* 45, 309-312.

Caprara, D. L. et al. (2007). Novel approaches to the diagnosis of fetal alcohol spectrum disorder. *Neuroscience and Biobehavioral Reviews,* 31, 254-260.

(CDC) Centers for Disease Control and Prevention (1993). Fetal alcohol syndrome-United States, 1979-1992. *MMWR*, 42, 339-341.

—— (1995). Update: trends in fetal alcohol syndrome-United States, 1979-1993. *MMWR*, 44, 249-251.

—— (1997). Alcohol consumption among pregnant and childbearing aged women-United States, 1991 and 1995. *MMWR, 46, 346-350.*

Chavez, G. F.; Cordero, J. F. y Becera, J. E. (1988). Leading major congenital malformations among minority groups in the United States, 1981-1986. *Morb Mortal Wkly Rep*, 37, 7-14.

Chudley, A. E. et al. (2005). Fetal alcohol spectrum disorder: Canadian guidelines for diagnosis. *JAMC*, 172 (5 suppl).

Church, M. W. y Kaltenbach, J. A. (1997). Hearing, speech, language, and vestibular disorders in the fetal alcohol syndrome: A literature review. *Alcoholism: Clinical and Experimental Research*, 21 (3), 495-512.

Clark, J. M. y Paivio, A. (1991). Dual coding theory and education. *Educational Psychology Review*, 3, 149-210.

Clarren, S. K. et al. (2001). Screening for fetal alcohol syndrome in primary schools: A feasibility study. *Teratology*, 63, 3-10.

Coe, J. et al. (2001). A survey of medication responses in children and adolescents with fetal alcohol syndrome. *Mental Health Aspects of Developmental Disabilities. Special Issue: Behavioral phenotype*, 4 (4), 148-155.

Coles C. D. et al. (2007). Games that "work": using computer games to teach alcohol-affected children about fire and street safety. *Res Dev Disabil*, 28, 518–530.

Conselleria de Sanitat i Consum (1993). *Escola i salut. Programa d'educació per a la salut a l'escola*. Valencia: Conselleria de Sanitat i Consum.

Craig, G. J. (1997). *Desarrollo psicológico*. Naucalpan de Juárez, Mexico: Prentice-Hall.

Crocker, N.; Vaurio, L.; Riley, E. P. y Mattson, S. N. (2011). Comparison of verbal learning and memory in children with heavy prenatal alcohol exposure or attention-deficit/hyperactivity disorder. *Alcoholism: Clinical and Experimental Research*, 35 (6), 1114-1121.

Dehaene, P. et al.((1981). Epidemiological aspects of the foetal alcoholism syndrome. 45 cases (author's transl). *Nouv Presse Med*, 10, 2639-2643.

DEHAENE, P ET AL. (1991). Diagnosis and prevalence of fetal alcoholism in maternity. *Presse Med*, 20, 1002.

DELEGACIÓN DEL GOBIERNO PARA EL PLAN NACIONAL SOBRE DROGAS (2010). *Encuesta domiciliaria sobre alcohol y drogas en España (EDADES) 2009/2010.* Madrid: Ministerio de Sanidad, Política Social e Igualdad.

DOIG, J.; MCLENNAN, J. D. Y GIBBARD, W. B. (2008). Medication Effects on Symptoms of Attention- Deficit/Hyperactivity Disorder in Children with Fetal Alcohol Spectrum Disorder. *Journal of child and adolescent psychopharmacology,* 18, 4.

DUFOUR-RAINFEAY, D. ET AL. (2011). Fetal exposure to teratogens: Evidence of genes involved in autism. *Neurocience and Behavioral Reviews,* 35, 1254-1265.

ELHASSANI, S. B.; PUROHIT, D. M. Y FERLAUTO, J. J. (1996). Maternal use of alcohol during pregnancy is a risky lifestyle. *J S C Med Assoc,* 92 (3), 128-132.

EVRARA, S. G. (2010). Criterios diagnósticos del síndrome alcohólico fetal y los trastornos del espectro del alcoholismo fetal. *Arch Argent Pediatr,* 108 (1), 61-67.

EYBERG, S. M. Y BOGGS, S. R. (1998). Parent-child interaction therapy for oppositional preschoolers. En Shaefer C. E. y Briesmeister, J. M. (eds.). *Handbook of parent training: parents as cotherapists for children's behavior problems.* (2ª ed.) New York: Wiley, 61-92.

FOWLES, D. C. (2000). Electrodermal hyporeactivity and antisocial behavior: does anxiety mediate the relationship? *Journal of Affective Disorders,* 61 (3), 177-189.

FRYER, S. L ET AL. (2007). Evaluation of Psychopathological Conditions in Children With Heavy Prenatal Alcohol Exposure. *Pediatrics,* 119 (3), 733-741.

GAGNÉ, R. M. (1985). *The conditions of learning and theory of instruction.* New York: Holt, Rinehart & Winston.

GARCIA-ALGAR, O. ET AL. (2008). Alarming prevalence of fetal alcohol exposure in a Mediterranean city. *Ther Drug Monit,* 30, 249-254.

GARCÍA SÁNCHEZ, J. N. (1999). La intervención psicopedagógica a través de la creación y participación en redes de apoyo: programas. En García Sánchez, J. N. (ed.). *Intervención Psicopedagógica en los trastornos del desarrollo.* Madrid: Pirámide.

GEARY, D. C. (2005). *The Origin of Mind: Evolution of Brain, Cognition and General Intelligence.* Washington, DC: American Psychological Association.

GIGLIO, J. J. Y KAUFMAN, E. (1990). The relationship between child and adult psychopatology in children of alcoholics. *International Journal of Addictions*, 25 (3), 263-290.

GLERIAN, V. ET AL (2004). Sindrome de Dubowitz: relato de caso. *Arquivos Brasileiros de Oftalmologia*, vol. 67, nº 2 (versión digital)

HTTP://WWW.SCIELO.BR/SCIELO.PHP?PID=S0004-27492004000200027&SCRIPT=SCI_ARTTEXT)

GRANT, T. ET AL. (2004). A Pilot Community Intervention for Young Women with Fetal Alcohol Spectrum Disorders. *Community Mental Health Journal*, 40 (6), 499-511.

GRAY, R. Y HENDERSON, J. (2006). *Review of the fetal effects of prenatal alcohol exposure*. Oxford: National Perinatal Epidemiology Unit, University of Oxford.

GREENBAUM, R. L.; STEVENS, S. A.; NASH, K.; KOREN, G. Y ROVET, J. (2009). Social cognitive and emotion processing abilities of children with fetal alcohol spectrum disorders: A comparison with attention deficit hyperactivity disorder. *Alcoholism: Clinical and Experimental Research*, 33 (10), 1656-1670.

GUERRI, C. (1998). Neuroanatomical and neurophysiological mechanisms involved in central nervous system dysfunctions induced by prenatal alcohol exposure. *Alcohol Clin Exp Res*, 22, 304-312.

—— (2010). Nuevos programas de información y prevención en Europa para reducir los riesgos del consumo de alcohol durante el embarazo y la aparición del Síndrome Alcohólico Fetal y sus efectos relacionados. *ADICCIONES*, 22 (2), 97-100.

GUERRI, C. Y RUBIO, V. (2006). Alcohol, embarazo y alteraciones infantiles. *JANO*, 1611 (Junio), 2-8.

GUERRI, C. Y SANCHIS, R. (1986). Alcohol and acetaldehyde in rat's milk following ethanol administration. *Life Science*, 38, 1543-1556.

HANNIGAN, J. H. Y ARMANT, D. R. (2000). Alcohol in pregnancy and neonatal outcome. *Semin Neonatol*, 5 (3), 243-254.

HARPUR, A. G.; WOUTERS, F. S. Y BASTIAENS, P. I. (2001). Imaging FRET between spectrally similar GFP molecules in single cells. *Nat. Biotechnol*, 19, 167-169.

HARRIS, J. R. (1995). Where is the child's environment? A group socialization theory of development. *Psychological Review*, 102, 458-489.

HELLEMANS, K. G. ET AL. (2010). Prenatal alcohol exposure: fetal programming and later life vulnerability to stress, depression and anxiety disorders. *Neurosci Biobehav Rev.,* 34 (6), 791-807.

HERNÁNDEZ, I.; GARCÍA, D.; HERNÁNDEZ, M.; DE LEÓN, N. Y MARRÓN, L. (2008). Síndrome de Aarskog: hallazgos fenotípicos en una cohorte de pacientes. *Revista Cubana de Pediatria,* v. 80, nº 4.

HOLTORFF, J. Y HINKEL, G. K. (1981). Alcoholic embryopathy. *Zentralbl Gynakol,* 103 (14), 785 796.

HOYME, H. E ET AL. (2005). A practical clinical approach to diagnosis of fetal alcohol spectrum disorders: clarification of the 1996. *Inst Med Criteria Pediatr,* 115, 39-47.

HUGGINS, J. E. ET AL. (2008). Suicide attempts among adults with fetal alcohol spectrum disorders: Clinical considerations. *Mental Health Aspects of Developmental Disabilities,* 11 (2), 33-41.

IACONO, W. G. ET AL. (1999). Behavioral desinhibition and the development of substance-use disorders: findings from de Minnesota Twin Family Study. *Development and Psychopathology,* 11 (4), 869-900.

INABA, D. S. Y COHEN, W. E. (2004). *Uppers, downers, and all arounders: Physical and mental effects of psychoactive drugs* (5ª ed.). Ashland, OR: CNS.

INSTITUTE OF MEDICINE (1996). *Fetal alcohol syndrome: diagnostics, epidemiology, prevention, and treatment.* Washington, DC: National Academy Press.

JACOBSON J. L. Y JACOBSON S. W. (1999). Drinking moderately and pregnancy. Effects on child development. *Alcohol Res Health,* 23 (1):25-30.

JANZEN, L. A.; NANSON, J. L. Y BLOCK, G. W. (1995). Neuropsychological Evaluation of Preschoolers With Fetal Alcohol Syndrome. *Neurotoxicology and Teratology,* 17 (3), 273-279.

JOHNSTON, V. (2009). Plasticity in the developing brain. Implications for rehabilitation. *Developmental Disabilities Research Reviews,* 15, 94-101.

JONES, K. L. Y SMITH, D. W. (1973). Recognition of the fetal alcohol syndrome in early infancy. *Lancet,* 2, 999-1001.

JONES, K. L. ET AL. (1973). Pattern of malformation in offspring of chronic alcoholic mothers. *Lancet,* 1, 1267-1271.

KABLE, J. A.; COLES, C. D. Y TADDEO, E. (2007). Socio-cognitive habilitation using the math interactive learning experience program for alcohol-affected children. *Alcoholism: Clinical and Experimental Research,* 31 (8), 1425-1434.

KAGAN, J.; REZNICK, S. J. Y SNIDMAN, N. (1988). Biological bases of childhood shyness. *Science,* 240, 167-171.

KELLY, M. S. Y BEST, C. T. (1989). Cognitive processing deficits in reading disabilities: A prefrontal cortical hypothesis. *Brain and Cognition,* 11, 275-293.

KENNEDY, C; FINKELSTEIN, N; HUTCHINS, E. Y MAHONEY, E. (2004). Improving screening for alcohol use during pregnancy: the Massachusetts ASAP program. *Matern Child Health J.* Sep; 8 (3), 137-147.

KESMODEL U, WISBORG K, OLSEN S. F.; HENRIKSEN, T.B. Y SECHER, N.J. (2002a). Moderate alcohol intake in pregnancy and the risk of spontaneous abortion. *Alcohol and Alcoholism,* 37 (1), 87-92.

KESMODEL, U.; WISBORG, K.; OLSEN, S. F.; HENRIKSEN, T.B. Y SECHER, N. J. (2002b). Moderate alcohol intake during pregnancy and the risk of stillbirth and death in the first year of life. *Am J Epidemiol,* 155, 305-312.

KODITUWAKKU, P. W. (2010). A neurodevelopmental framework for the development of interventions for children with fetal alcohol spectrum disorders. *Alcohol,* 44 (7-8), 717-728.

KODITUWAKKU, P. W.; KALBERG, W. Y MAY, P. A. (2001). *Effects of Prenatal Alcohol Exposure on Executive Functioning.* Recuperado el 28 de Julio de 2011, de http://pubs.niaaa.nih.gov.

KVIGNE, V. L. ET AL. (2004). Characteristics of children who have full or incomplete fetal alcohol syndrome. *The Journal of Pediatrics,* november, 635-640.

LARKBY, C. Y DAY, N. (1997). The Effects of Prenatal Alcohol Exposure. *Alcohol Health & Research World,* 21 (3), 192-198.

LEMOINE, P. ET AL. (1968). Les enfants de parents alcooliques: Anomalies observees. A propos de 127 cas [Children of alcoholic parents: Abnormalities observed in 127 cases]. *Ouest Medical,* 21, 476-482.

LI, Z. Y COLES, C. D. (2008). Occipital-temporal Reduction and Sustained Visual Attention Deficit in Prenatal Alcohol Exposed Adults. *Brain Imaging and Behavior,* 2, 39-48.

LITTLE, R. E. ET AL. (1989). Maternal alcohol use during breast-feeding and infant mental and motor development at one year. *N Engl J Med.,* 321, 425-430.

LOOMES C. ET AL. (2008). The effect of rehearsal training on working memory span of children with fetal alcohol spectrum disorder. *Research in Developmental Disabilities,* 29 (2), 113-124.

LURIA, A. R. (1966). *Human brain and psychological processes.* New York: Harper & Row.

MAJEWSKI, F. (1981). Alcohol embryopathy: some facts and speculations about pathogenesis. *Neurobehav Toxicol Teratol,* 3 (2), 129-144.

MALONEY, E. ET AL. (2011). Prevalence and predictors of alcohol use in pregnancy and breastfeeding among Australian women. *Birth: Issues in Perinatal Care,* 38 (1), 3-9.

MANICH, A. Y COLS. (2011). Validez del cuestionario de consumo materno de alcohol para detectar la exposición prenatal. *Anales de Pediatría,* doi:10.1016/j.anpedi.20011.09.016.

MANNING, M. A. Y HOYME, H. E. (2007). Fetal alcohol spectrum disorders: A practical clinical aproach to diagnosis. *Neuroscience and Biobehavioral Reviews,* 31, 230-238.

MARTÍNEZ DELGADO, J. M. (1996). Validación de los cuestionarios breves AUDIT, CAGE y CBA para la detección precoz del síndrome de dependencia de alcohol en Atención Primaria. Cádiz: Universidad de Cádiz. Tesis doctoral.

MATTSON, S. N.; CALARCO, K. E. Y LANG, A. R. (2006). Focused and shifting attention in children with heavy prenatal alcohol exposure. *Neuropsychology,* 20 (3), 361-369.

MATTSON, S. N. Y RILEY, E. P. (2000). Parent ratings of behavior in children with heavy prenatal alcohol exposure and IQ-matched controls. *Alcoholism: Clinical and Experimental Research,* 24 (2), 226-231.

MATTSON, S. N. ET AL. (1998). Neuropsychological comparison of alcohol-exposed children with or without physical features of fetal alcohol syndrome. *Neuropsychology,* 12 (1), 146-153.

MAY, P. A.; BROOKE, L. Y GOSSAGE, J. P. (2000). Epidemiology of fetal alcohol syndrome in a South African community in the Westem Cape Province. *Am J Pub Health,* 90, 1905-1912.

MAY, P. A. Y GOSSAGE, J. P. (2001). New data on the epidemiology of adult drinking and substance use among American Indians of the northern states: Male and female data on prevalence, patterns, and consequences. *American Indian and Alaska Native Mental Health Research,* 10 (2), 1-26.

MAY, P. A. ET AL. (2006). Epidemiology of FASD in a province in Italy: Prevalence and characteristics of children in a random sample of schools. *Alcohol Clin Exp Res.,* 30, 1562-1575.

May, P. A et al. (2007). The epidemiology of fetal alcohol syndrome and partial FAS in a South African community. *Drug and Alcohol Dependence*, 88, 259–271.

May, P. A. et al. (2009). Prevalence an epidemiologic characteristics of FASD from various research methods with an emphasis on recent in-school studies. *Developmental Disabilities Research Reviews*, 15, 176-192.

May, P. A.; Tabachnick, B. G.; Gossage, J. P.; Kalberg, W. O.; Marais, A.; Robinson, L. K. y Hoyme, H. E. (2011). Maternal risk factors predicting child physical characteristics and dysmorphology in fetal alcohol syndrome and partial fetal alcohol syndrome. *Drug and Alcohol Dependence.*

Medina, A. E. (2011). Fetal alcohol spectrum disorders and abnormal neuronal plasticity. *Neuroscientist,* 17 (3), 274-287.

Miguez, H. et al. (2010). Embarazo y alcoholización social. *Acta Psiquiátrica y Psicológica de América Latina,* 56 (3), 163-167.

Mihalick, S. M. et al. (2001). Prenatal ethanol exposure, generalized learning impairment, and medial prefrontal cortical deficits in rats. *Neurotoxicology and Teratology,* 23 (5), 453-462.

Molina J. C. et al. (2007). The International Society for Developmental Psychobiology 39th Annual Meeting Symposium: Alcohol and Development: Beyond Fetal Alcohol Syndrome. *Developmental Psychobiology,* 49: 227–242.

Monjas, I. y Caballo, V. E. (2002). Psicopatología y tratamiento de la timidez en la infancia. En Caballo, V. E. y Simón, M. A. (eds.). *Manual de Psicología Clínica Infantil y del Adolescente*, 271-296. Madrid: Pirámide.

Moore, S. J. et al. (2000). A clinical study of 57 children with fetal anticonvulsant syndromes. *Journal of Medical Genetics,* 37, 489-497 (http://jmg.bmj.com/content/37/7/489.full).

Morse, B.; Gehshan, S. y Hutchins, E. (1997). *Screening for a Substance Abuse During Pregnancy: Improving Care, Improving Health.* Arlington, VA: National Center for Education in Maternal and Child Health.

Muris, P. et al. (2001). Anxiety and depression as correlates of self-reported behavioural inhibition in normal adolescents. *Behaviour Research and Therapy,* 39, 1051-1061.

Namagembe, I. et al. (2010). Consumption of alcoholic beverages among pregnant urban Ugandan women. *Maternal and Child Health Journal,* 14 (4), 492-500.

Niccols, A. y Sword, W. (2005). "New Choices" for substance-using mothers and their children: Preliminary evaluation. *Journal of Substance Use,* 10 (4), 239-251.

Nilsson, J. P. (2008). Does a pint a day affect your childs pay? The effect of prenatal alcohol exposure on adult outcomes. *Working paper* 2008: 4. Uppsala: Institute for Labour Market Policy Evaluation (IFAU).

O'Connor, M.; Sigman, M. D. y Kasari, C. (1992). Attachment behavior of infants exposed prenatally to alcohol: Mediating effects of infant affect and mother-infant interaction. *Development and Psychopathology*, 4 (2), 243-256.

O'Connor, M. J.; Frankel, F.; Paley, B.; Schonfeld, A. M.; Carpenter, E.; Laugeson, E. A. y Marquardt, R. (2006). A controlled social skills training for children with fetal alcohol spectrum disorders. *Journal of Consulting and Clinical Psychology,* 74 (4), 639-648.

O'Connor, M. J. et al. (2011). Predictors of alcohol use prior to pregnancy recognition among township women in Cape Town, South Africa. *Social Science & Medicine,* 72 (1), 83-90.

O'Connor, M. J.; Frankel, F.; Paley, B.; Schonfeld, A. M.; Carpenter, E.; Laugeson, E. A. y Marquardt, R. (2006). A controlled social skills training for children with fetal alcohol spectrum disorders. *Journal of Consulting and Clinical Psychology,* 74 (4), 639-648.

O'Malley, K., y Hagerman, R. (1999). Developing clinical practice guidelines for pharmacological interventions with alcohol-affected children. In Centers for Disease Control and Prevention (Ed.). En *Intervening with children affected by prenatal alcohol exposure*. Chevy Chase, MD: National Institute of Alcohol Abuse and Alcoholism, 145-177.

O'Malley, K.; Koplin, B. y Dohner, V. A. (2000). Psychostimulant clinical response in fetal alcohol syndrome. *The Canadian Journal of Psychiatry/La Revue canadienne de psychiatrie,* 45 (1), 90-91.

O'Malley, K. y Nanson, J. (2002). Clinical implications of a link between fetal alcohol spectrum disorder and attention-deficit hyperactivity disorder. *The Canadian Journal of Psychiatry/La Revue canadienne de psychiatrie,* 47 (4), 349-354.

Oesterheld, J. R. et al. (1998). Effectiveness of methylphenidate in native American children with fetal alcohol syndrome and attention deficit/hyperactivity disorder: A controlled pilot study. *Journal of Child and Adolescent Psychopharmacology,* 8 (1), 39-48.

Olson, H. C. et al. (1997). Association of prenatal alcohol exposure with behavioral and learning problems in early adolescence. *J Am Acad Child Adolesc Psychiatry*, 36, 1187-1194.

Olson, H. C et al. (1998). Neuropsychological deficits in adolescents with fetal alcohol syndrome: clinical findings. *Alcohol Clin Exp Res,* 22, 1998–2012.

Olson, H. C. et al. (2007). Responding to the challenge of early intervention for fetal alcohol spectrum disorders. *Infants & Young Children,* 20 (2), 172-189.

Oosterlaan, J. (1999). Behavioral inhibition and the development of childhood anxiety disorders. En Silverman, W. K. y Treffers, P. D. A. (eds.). *Anxiety disorders in children and adolescents: Research, assessment and intervention.* Cambridge: Cambridge University Press, 45-71.

Paivio, A. (1971). *Imagery and verbal processes.* New York: Holt, Rinehart & Winston.

—— (1986). *Mental representation: A dual-coding approach.* New York: Oxford University Paper.

Paley, B. y O'Connor, M. J. (2009). Intervention for individuals with fetal alcohol spectrum disorders: Treatment approaches and case management. *Developmental Disabilities Research Reviews,* 15, 258-267.

Pérez Alonso-Geta, P. M. (2010). *Jóvenes y alcohol: un estudio para la prevención.* Valencia: Instituto de Creatividad e Innovaciones Educativas, Universidad de Valencia.

Pineda, D. (1996). Disfunción ejecutiva en niños con trastornos por deficiencia atencional con hiperactividad (TDAH). *Acta Neurológica Colombiana,* 12, 19-25.

Pineda, D.; Cadavid, C. y Mancheno, S. (1996). Características de la función ejecutiva en niños con deficiencia atencional e hiperactividad (DAH). *Acta Neurológica Colombiana,* 12, 187-196.

Plan Nacional Sobre Drogas (2010). *Prevención y Programas Preventivos.* Madrid: Ministerio de Sanidad, Servicios Sociales e Igualdad

(http://www.pnsd.msc.es/Categoria3/prevenci/areaPrevencion/home.htm).

Pons, J. y Berjano, E. (1999). *El consumo abusivo de alcohol en la adolescencia: un modelo explicativo desde la Psicología Social.* Madrid: Delegación del Gobierno para el Plan Nacional Sobre Drogas, Ministerio de Sanidad y Política Social.

PREMJI, S. ET AL. (2006). Research-based interventions for children and youth with a fetal alcohol spectrum disorder: revealing the gap. *Child Care Health Dev*, 33, 389-397.

RASMUSSEN, C. (2005). Executive Functioning and Working Memory in Fetal Alcohol Spectrum Disorder. *Alcoholism: Clinical and Experimental Research,* 29 (8), 1359-1367.

RASMUSSEN, C. Y BISANZ, J. (2009). Executive functioning in children with fetal alcohol spectrum disorders: profiles and age-related differences. *Child Neuropsychology*, 15 (3), 201-215.

RASMUSSEN, C.; HORNE, K. Y WITOL, A. (2006). Neurobehavioral Functioning in Children with Fetal Alcohol Spectrum Disorder'. *Child Neuropsychology*, 12 (6), 453-468.

READER, M.; HARRIS, E.; SCHUERHOLZ, L. Y DENCKLA, M. (1994). Attention deficit hyperactivity disorder and executive dysfunction. *Developmental Neuropsychology,* 10, 493-512.

RILEY, E. P. Y MCGEE, C. L. (2005). Fetal alcohol spectrum disorders: an overview with emphasis on changes in brain and behavior. 1. *Experimental Biology and Medicine*, 230, 357-365.

ROBERTS, R. J. JR. Y PENNINGTON, B. F. (1996). An interactive framework for examining prefrontal cognitive processes. *Developmental Neuropsychology. Special Issue: Executive functions in children,* 12 (1), 105-126.

ROEBUCK, T. M.; MATTSON, S. N. Y RILEY, E. P. (1999). Behavioral and psychosocial profiles of alcohol-exposed children. *Alcoholism: Clinical and Experimental Research,* 23 (6), 1070-1076.

ROMERA, G. ET AL. (1997). Alcoholic embryofetopathy. Neonatal case reports for the past twelve years. *An Esp Pediatr.,* 47, 405-409.

RUBIO, G. Y COLS. (1998). Validación de la prueba para la identificación de trastornos por uso de alcohol (AUDIT) en atención primaria. *Rev Cli Esp.*, 198, 11-14.

RUSH, B. (1808). *An inquiry into the effects of ardent spirits upon the human body and mind* with an account of the means of preventing, and of the remedies for curing them. Philadelphia: Thomas Dobson.

RUSSELL, M. (1994). New assessment tools for risk drinking during pregnancy. *Alcohol Health and Research World,* 18 (1).

RUSSELL, M. ET AL. (1994). Screening for pregnancy risk-drinking. *Alcoholism: Clinical and Experimental Research,* 18 (5), 1156-1161.

SAIZ, P.A. Y COLS. (2002). Instrumentos de evaluación en alcoholismo. *Adicciones,* 14, 387-403.

SALIHU, H. M. ET AL. (2011). Impact of prenatal alcohol consumption on placenta-associated. *Alcohol,* 45 (1), 73-79.

SAMPSON, P. D. ET AL. (1997). Incidence of Fetal alcohol syndrome and prevalence of Alcohol-related neurodevelopmental disorder. *Teratology,* 56, 317-326.

SAMPSON, P. D. ET AL. (2000). On Categorizations in Analyses of Alcohol Teratogenesis. *Environmental Health Perspectives,* 108 (3), 421-428.

SAUNDERS, J.B.; AASLAND, O. G.; BABOR, T. F.; DE LA FUENTE, J. R. Y GRANT, M. (1993). Development of the Alcohol Use Disorders Identification Test (AUDIT): WHO collaborative project on early detection of persons with harmful alcohol consumption-II. *Addiction,* 88 (6).

SCHAUGENCY, E. A. Y HYND, G. W. (1989). Attention control systems and attention deficit disorders (ADD). *Learning and individual Differences,* 1, 423-449.

SCHERES, A.; OOSTERLAAN, J. Y SERGEANT, J. A. (2001). Response execution and inhibition in children with AD/HD and other disruptive disorders: The role of behavioural activation. *Journal of Child Psychology and Psychiatry,* 42, 347-357.

SCHIØLER, P. (1991). Estrategias de prevención de los problemas de origen etílico en los Estados Miembros de la Comunidad Europea. *Revista Española de Drogodependencias,* 16 (1), 45-49.

SCHOPLER, E. (1983). New developments in the definition and diagnosis of autism. En Lahey, B. B. y Kazdin, A. E. (eds.). *Advances in clinical child psychology,* vol. 6, 93-127. New York: Plenum Publishing Corporation.

SIERES, J. (1992). Prevención de las drogodependencias y educación para la salud. (Comunicación presentada a las I Jornadas sobre Atención y Prevención de la Drogodependencia. Valencia).

SNYDER, J. ET AL. (1997). Stimulant efficacy in children with FAS. En Streissguth A. P. y Kanter J. (eds.). *The challenge of fetal alcohol syndrome: overcoming secondary disabilities.* Seattle, WA: University of Washington Press, 64-77.

SOBRAL, J. ET AL (2000). Personalidad y conducta antisocial: Amplificadores individuales de los efectos contextuales. *Psicothema,* 12 (4), 661-670.

SOKOL, R. J.; MARTIER, S. S. Y AGER, J. W. (1989). The T-ACE questions: Practical prenatal detection of risk drinking. *American Journal of Obstetrics and Gynecology,* 160 (4).

SOKOL, R. J.; DELANEY-BLACK, V. Y NORDSTROM, B. (2003). Fetal Alcohol Spectrum Disorder. *JAMA*, 290 (22), 2996-2999.

SOOD, B. ET AL. (2001). Prenatal alcohol exposure and childhood behavior at age 6 to 7. *Pediatrics*, 108, e34.

SOWELL, E. R. ET AL. (2001). Mapping callosal morphology and cognitive correlates: effects of heavy prenatal alcohol exposure. *Neurology*, 57, 235-244.

SOWELL, E. R. ET AL. (2002). Development of cortical and subcortical brain structures in childhood and adolescence: A structural MRI study. *Developmental Medicine & Child Neurology*, 44 (1), 4-16.

SPADONI, A. D. ET AL. (2007). Neuroimaging and fetal alcohol spectrum disorders. *Neuroscience and Biobehavioral Reviews*, 31, 239-245.

STEINHAUSEN H. C.; WILLMS, J. Y SPOHR, H. L. (1993). Long-Term Psychopathological and Cognitive Outcome of Children with Fetal Alcohol Syndrome. *Journal of the American Academy of Child & Adolescent Psychiatry*, 32 (5), 990-994.

STRATTON, K.; HOWE, C. Y BATTAGLIA, F. (1996). *Fetal alcohol syndrome: Diagnosis, epidemiology, prevention, and treatment*. Washington, DC: National Academy Press.

STREISSGUTH, A. P. (1994). A long-term perspective of FAS. *Alcohol Health & Research World*, 18, 74-81.

—— (1997). *Fetal Alcohol Syndrome: A Guide for Families and Communities*. Baltimore: Paul H. Brookes Publishing Co.

STREISSGUTH, A. P. Y O'MALLEY, K. (2000). Neuropsychiatric implications and long-term consequences of fetal alcohol spectrum disorders. *Semin Clin Neuropsychiatry*, 5, 177-190.

STREISSGUTH, A. P. ET AL. (1994). Prenatal alcohol and offspring development: The first fourteen years. *Drug and Alcohol Dependence*, 36 (2), 89-99.

STREISSGUTH, A. P. ET AL. (1996). *Final Report: Understanding the occurrence of secondary disabilities in clients with fetal alcohol syndrome (FAS) and fetal alcohol effects (FAE)*. Seattle, WA: University of Washington Publication Services.

STREISSGUTH, A. P. ET AL. (2004). Risk Factors for Adverse Life Outcomes in Fetal Alcohol Syndrome and Fetal Alcohol Effects. *Journal of Developmental and Behavioral Pediatrics*, 25 (4), 228-238.

STUSS, D. T. Y BENSON, D. F. (1986). *The frontal lobes*. New York: Raven Press.

Stuss, D. T. y Knight, R. T. (2002). *Principles of frontal lobe function*. New York: Oxford University Press.

Wass, T. S.; Persutte, W. H y Hobbins, J. C. (2001). The impact of prenatal alcohol exposure on frontal cortex development in utero. *American Journal of Obstetrics and Gynecology*, 185 (3), 737-742.

Watson, S. y Westby, C. E. (2003). Strategies for addressing the executive function impairments of students prenatally exposed to alcohol and other drugs. *Communication Disorders Quarterly,* 24 (4), 194-204.

Wattendorf, D. J. y Muenke, M. (2005). Fetal Alcohol Spectrum Disorders. *Am Fam Physician,* 72, 279-282, 285.

Weiner, L; Rosett, H. L. y Edelin, K. C. (1982). Behavioral evaluation of fetal alcohol education for physicians. *Alcoholism: Clinical and Experimental Research*, 6 (2).

Welsh, M.; Pennington, B. y Groisser, D. (1991). A normative-developmental study of executive function: A window on prefrontal function in children. *Developmental Neuropsychology*, 7 (2), 131-149.

Weyandt, L. L. y Willis, W, G. (1994). Executive function in school-aged children: potential efficacy of tasks in discriminating clinical groups. *Developmental Neuropsychology,* 10, 27-38.

Willford, J. A. et al. (2004). Verbal and visuospatial learning and memory function in children with moderate prenatal alcohol exposure. *Alcohol Clin Exp Res,* 28, 497-507.

Williams, C.; Carmichael, H. y Croninger, R. G. (2010). Maternal alcohol consumption during pregnancy and infant social, mental, and motor development. *Journal of Early Intervention,* 32 (2), 110-126.

Wing, L. (1995). *Autistic Spectrum Disorders: an aid to diagnosis*. London: The National Autistic Society.

Zelazo, P. D. y Müller, U. (2002). Executive function in typical and atypical development. En Goswami, U. (ed.). *Handbook of childhood cognitive development*. Oxford: Blackwell, 445-469.

Glosario terminológico

Abstinencia. Resultado de evitar el consumo de drogas, ya sea por motivos de salud, personales, religiosos, morales, legales, etc. Frecuentemente, en encuestas o trabajos de investigación, el "abstinente" es definido como una persona que no ha consumido drogas en un determinado período anterior, si bien es necesario ser cuidadoso con la definición que en cada caso se hace de este término ya que, en ocasiones, las personas que han consumido drogas una o dos veces en un año son también considerados abstinentes.

Abuso de alcohol. Es un patrón desadaptativo de consumo de alcohol. El abuso de alcohol se diferencia del alcoholismo en que este no incluye el deseo o la necesidad compulsiva de beber alcohol, la pérdida de control o la dependencia física. Va acompañado por una o más de las siguientes situaciones en un periodo de 12 meses:

- No cumplir con las responsabilidades del trabajo, la universidad o el hogar.
- Beber alcohol durante actividades que son físicamente peligrosas tales como operar con maquinarias o conducir un automóvil.
- Tener problemas frecuentes relacionados con el alcohol, tales como ser arrestado por conducir bajo la influencia de alcohol o causar lesiones físicas a alguien mientras está embriagado.
- Continuar bebiendo a pesar de tener constantemente problemas al relacionarse con otras personas, que son causados o empeorados por los efectos del alcohol.

Abuso de sustancias. Una definición es el uso de una droga psicoactiva en la medida en que sus efectos pueden interferir seriamente con la salud o el funcionamiento ocupacional y social. El abuso puede o no involucrar la dependencia fisiológica o la tolerancia. La característica esencial del abuso de sustancias es un patrón desadaptativo de consumo de sustancias manifestado por consecuencias adversas recurrentes y significativas relacionadas con el uso repetido de sustancias.

Alcohol. Los alcoholes son un amplio grupo de compuestos orgánicos derivados de hidrocarburos y que contienen uno o más grupos (-OH). Generalmente, cuando hablamos de "alcohol" nos referimos al alcohol etílico o etanol (C2 H5 OH), el cual es el componente psicoactivo de las bebidas alcohólicas. Por extensión, el término "alcohol" se usa también para referirse a las bebidas alcohólicas.

El alcohol es un sedativo/hipnótico con efectos similares a los barbitúricos. En las sociedades más desarrolladas el alcohol es ampliamente utilizado como droga recreativa.

Si bien el nivel al que se considera que el alcohol incrementa el riesgo de daños o enfermedades depende de la interpretación más o menos conservadora que se haga de los datos epidemiológicos, los expertos consideran que el consumo de más de 80 gramos de etanol puro al día (equivalente a 3/4 de litro de vino de mesa de 12°) constituye un riesgo de dependencia y patología alcohólica. Un consumo continuado y abundante produce tolerancia y dependencia.

Agenesia cuerpo calloso. Es un defecto congénito en el cuerpo calloso (la estructura que conecta los dos hemisferios del cerebro), que está parcial o completamente ausente. La ACC puede estar también asociada con malformaciones en otras partes del cuerpo, como defectos de la línea media facial. La inteligencia puede ser normal con un leve compromiso de las habilidades que requieren relacionar los patrones visuales o, en el caso de los niños con malformaciones más graves, puede haber retraso intelectual, convulsiones, hidrocefalia y espasticidad.

Aneuploidía. En genética, el término aneuploidía hace referencia a cambios en el número de cromosomas, que pueden dar lugar a enfermedades genéticas. La constitución cromosómica de las células se desvía de lo normal por la adición o sustracción de cromosomas, pares de cromosomas o fragmentos de cromosoma. En una célula diploide normal (diploidia), la pérdida de un par de cromosomas se conoce como nulisomía (símbolo: 2N-2), la pérdida de un solo cromosoma es monosomía (símbolo: 2N-1), la adición de un par de cromosomas es una tetrasomía (símbolo: 2N+2) y la adición de un solo cromosoma es una trisomía (símbolo: 2N+1).

Anomalías o defectos congénitos. Son malformaciones de órganos o partes del cuerpo durante el desarrollo intrauterino.

APA (American Psychological Association). Es una organización científica y profesional que representa a la Psicología en los Estados Unidos. Con más de 154.000 miembros, la APA es la mayor asociación de psicólogos de todo el mundo. La misión de la APA es avanzar en la creación, comunicación y aplicación del conocimiento psicológico para beneficiar a la sociedad y mejorar la vida de las personas.

Atención temprana. Es el conjunto de intervenciones, dirigidas a la población infantil de 0-6 años, a la familia y al entorno, que tienen por objetivo dar respuesta lo más pronto posible a las necesidades transitorias o permanentes que presentan los niños con trastornos en su desarrollo o que tienen el riesgo de padecerlos. Estas intervenciones, que deben considerar la globalidad del niño, han de ser planificadas por un equipo de profesionales de orientación interdisciplinar o transdisciplinar.

Barrera placentaria. Es una barrera entre los vasos sanguíneos y el sistema nervioso central. Esta barrera impide que muchas sustancias tóxicas la atraviesen, al tiempo que permite el pasaje de nutrientes y oxígeno. De no existir esta barrera, muchas sustancias nocivas llegarían al cerebro afectando su funcionamiento y tornando inviable al organismo. Aunque muchos tóxicos encuentran infranqueable la barrera, para otros no lo es; así, alcohol, nicotina, heroína o éxtasis sí pueden atravesarla, teniendo efecto inmediato sobre sus receptores en el sistema nervioso. Esto es posible tanto por ser moléculas muy pequeñas como por ser lipófilas.

Beber compulsivo (Binge drinking). Patrón de consumo de grandes cantidades de alcohol concentrado en un período de tiempo que se reserva expresamente para tal fin. En las encuestas de población, este período suele definirse como más de un día sin dejar de beber. La persona que bebe predominantemente de este modo, a menudo con períodos intermedios de abstinencia, se denomina "bebedor intensivo episódico", en inglés "binge drinker" o "bout drinker".

Células Procarióticas. Células que carecen de membrana nuclear y por tanto el material nuclear está diseminado en el citoplasma o acumulado en una región nucleoide.

Células Eucarióticas. Células de los organismos superiores que contienen un núcleo verdadero limitado por una membrana nuclear.

Concentración de alcohol en sangre. Hace referencia a la cantidad de alcohol etílico que está presente en el torrente sanguíneo. La concentración del alcohol en la sangre de una persona se puede determinar con un análisis de respiración, de sangre o de orina.

En el campo del tráfico, el alcohol en la sangre se cuantifica habitualmente como concentración alcohólica en la sangre (Blood Alcohol Concentration: BAC) o como proporción de alcohol (en peso o en volumen) en la sangre. De manera que una parte de alcohol en mil de sangre (en masa o peso) se manifiesta porcentualmente como 0,1% BAC (1 gr. de alcohol en 1000 c. c.; como el peso de 1000 c. c. en sangre es de 1000 grs., 1 gr./1000 gr. ó 0,1%). En ocasiones se utiliza una relación peso/volumen, expresando la concentración anterior como 1 gr. de alcohol por litro de sangre o 100 mgrs./100 mls. de sangre.

Conducta adaptativa. La puntuación de la conducta de adaptación es una medida de la capacidad de la persona para expresar y comprender el lenguaje, así como comportarse adecuadamente en situaciones interpersonales, comprender y utilizar los comportamientos sociales, proteger y cuidarse así mismo, en términos de higiene personal. Se mide con instrumentos como las Escalas de Comportamiento Adaptativo Vineland, que miden el comportamiento de adaptación en cuatro grandes ámbitos: la comunicación, las habilidades de la vida diaria, la socialización, y la coordinación motora.

Comorbilidad. Enfermedad o enfermedades que coexisten en un mismo sujeto al que se está estudiando o tratando por padecer otra enfermedad distinta.

Conducta de riesgo. En general, es una forma específica de conducta de la cual se conoce su relación con una susceptibilidad incrementada para una enfermedad específica o para un estado de salud deficiente.

Cribado (Screening). Aplicación a un grupo de población de una prueba para identificar la presencia de una enfermedad, defecto o característica inadvertidos. Los resultados positivos y negativos deben confirmarse posteriormente con pruebas o procedimientos de mayor validez.

La prueba utilizada en cribado debe tener las siguientes características: validez o exactitud, reproducibilidad, mínimos efectos adversos, aceptabilidad y bajo coste.

La detección de alcohol es extremadamente importante para las mujeres embarazadas para asegurarse de que reciben las intervenciones adecuadas para ayudarles a dejar de beber.

EDADES. El Programa de Encuestas Domiciliarias sobre Alcohol y Drogas en España es un programa bienal de encuestas domiciliarias sobre consumo de drogas, promovido por la Delegación del Gobierno para el Plan Nacional sobre Drogas en colaboración con las comunidades autónomas, que se inició en 1995, y que explora el consumo de drogas entre la población general entre 15 y 64 años residente en España.

El objetivo general de la encuesta, es obtener información útil para diseñar y evaluar políticas dirigidas a prevenir el consumo y los problemas de drogas. Más concretamente estudia la prevalencia y la evolución del consumo junto con diversos aspectos relacionados con las drogas legales e ilegales.

Especificidad. Término utilizado en las pruebas diagnósticas. Es la capacidad de una prueba de descartar la ausencia de enfermedad o probabilidad de obtener un resultado negativo estando no enfermo. Indicador de la validez o exactitud diagnóstica de una prueba.

Estigmatización. Se utiliza el concepto vinculado al proceso donde socialmente se le atribuyen una serie de ideas, comportamientos o características, generalmente peyorativas, a un grupo humano (étnico, etario, según procedencia social, género, etc.). Así, el grupo queda en el imaginario social asociado de manera generalizada y permanente a una conducta, idea o característica. La estigmatización dificulta muchas veces la integración social de grupos excluidos, producto de que socialmente se les ha considerado a priori de un modo determinado. Es necesario considerar que la marginación social de los consumidores de drogas a consecuencia de la estigmatización tiene como efecto, en muchos casos, la perpetuación y agravamiento de la conducta de consumo.

ESTUDES. La Encuesta Estatal sobre Uso de Drogas en Enseñanzas Secundarias está enmarcada en la serie de encuestas que vienen desarrollándose en España de forma bienal desde 1994, con el objetivo de conocer la situación y las tendencias del consumo de drogas entre los estudiantes de 14-18 años que cursan Enseñanzas Secundarias. Estas encuestas han sido financiadas y promovidas por la Delegación del Gobierno para el Plan Nacional sobre Drogas (DGPNSD) y han contado con la colaboración de los Gobiernos de las Comunidades Autónomas (Planes Autonómicos sobre Drogas y Consejerías de Educación) y del Ministerio de Educación.

El objetivo general de ESTUDES es conocer la situación y las tendencias del consumo de drogas entre los estudiantes de Enseñanza Secundaria, Bachillerato y Formación Profesional (Ciclos Formativos de Grado Medio), a nivel estatal y autonómico, con la finalidad de obtener información útil para diseñar y evaluar políticas para prevenir el consumo y los problemas de drogas, dirigidas sobre todo al medio familiar y/o escolar.

Estudio prospectivo. En general, estudio longitudinal, que puede ser observacional o experimental, en el que la selección de los sujetos de estudio se realiza antes de que ocurran los eventos de interés.

Excitotoxicidad. Es el proceso patológico por el cual las neuronas son dañadas y destruidas por las sobreactivaciones de receptores del neurotransmisor excitatorio glutamato, como el receptor NMDA y el receptor AMPA.

Filtrum. Surco nasolabial vertical entre la nariz y la parte media del labio superior. Las personas diagnosticadas con SAF tienen un aplanamiento del filtrum.

Fisuras palpebrales. Son las aberturas de los ojos. Las personas con SAF tienen hendiduras palpebrales cortas. La hendidura palpebral se mide desde el canto interno (esquina) del ojo hasta el canto externo del ojo.

Funcionamiento ejecutivo. La función ejecutiva es el proceso o procesos que permiten a un individuo establecer y alcanzar objetivos mediante la organización, estrategias, la secuenciación, y el mantenimiento de la conducta para lograr esas metas. Ayuda a una persona para conectarse y aplicar experiencias anteriores a la acción presente.

Genotipo. Constitución genética del individuo; caracterización de los genes.

Hipoplasia. Hace referencia al desarrollo incompleto o detenido de un órgano o parte de este. Se refiere exactamente al número de células inadecuado o por debajo de lo normal.

Hipoplasia cerebelosa. Trastorno neurológico que consiste en un subdesarrollo del cerebelo. En los niños, la hipoplasia se presenta con retardo madurativo, hipotonía, ataxia, convulsiones, retraso mental y nistagmo. Al llegar a la adultez, se agregan otros síntomas como vértigo, incapacidad de mantener el equilibrio, dolores de cabeza e hipoacusia.

Impulsividad. Implica la imposibilidad de resistir un impulso, o la tentación de realizar un acto (por ejemplo, un arrebato de ira) en una situación que puede ser perjudicial para la persona o los demás. La impulsividad puede ser resultado de una serie de causas.

Impulso. Por lo general acción no premeditada. Es una fuerza que produce un movimiento repentino, que a veces se inhibe. Por ejemplo, un niño puede tener un impulso de huir y puede huir o resistirse a la tentación y no salir corriendo.

Incidencia. Número de casos nuevos que se producen de un determinado fenómeno o enfermedad, en una población definida y en un plazo determinado. Generalmente, se expresa como tasa de incidencia, con el número de casos en el numerador y la población en situación de riesgo en el denominador. Normalmente, las tasas de incidencia se presentan de forma estandarizada, tales como número de casos por 100.000 habitantes. La tasa de incidencia es la velocidad a la que se hayan producido nuevos hechos en una población.

Lóbulos frontales. Son los responsables de los procesos superiores del pensamiento cognitivo: auto-control, madurez, juicio, tacto y razonamiento.

Las personas con TEAF pueden tener defectos del lóbulo frontal que impiden estas habilidades.

Marcador biológico. Son componentes biológicos o atributos que ponen de manifiesto la presencia de algún trastorno o vulnerabilidad en relación a una droga. En general pueden distinguirse dos tipos de marcadores: los marcadores de rasgo o de susceptibilidad y los marcadores de estado o de situación.

Los marcadores biológicos mejor conocidos en el alcoholismo son la alcoholemia y su correlación con el alcohol en aire espirado, las enzimas hepáticas, el volumen corpuscular medio eritrocitario y la transferrina deficiente en carbohidratos, así como ésteres etílicos de ácidos grasos (FAEES) en el meconio.

Meconio. Material mucilaginoso grueso de color verde oscuro que se encuentra en los intestinos del feto a término. Está constituido por secreciones de la mucosa intestinal, ácidos grasos, líquido amniótico y detritos intrauterinos. Constituye las primeras heces que expulsa un recién nacido.

Metacognición. Hace referencia a la capacidad que tenemos de autoregular el propio aprendizaje, es decir, de planificar qué estrategias se han de utilizar en cada situación, aplicarlas, controlar el proceso, evaluarlo para detectar posibles fallos y, como consecuencia, transferir todo ello a una nueva actuación.

Microcefalia. Anomalía congénita caracterizada por hemisferios cerebrales infradesarrollados, cierre prematuro de las fontanelas y, como consecuencia, cabeza de tamaño pequeño.

Morbilidad. Proporción de pacientes con una enfermedad particular durante un año determinado por una determinada unidad de población. Otra definición podría ser: cualquier separación, subjetiva u objetiva, del estado de bienestar fisiológico o psicológico. En este contexto, se consideran sinónimos los términos de enfermedad, trastorno y estado mórbido. Extensión de diversos tipos de enfermedades, lesiones o discapacidades en una población determinada. Se expresa habitualmente en tasas específicas de incidencia o prevalencia respecto al número de habitantes.

La OMS hizo notar que la morbilidad podía medirse en términos de tres unidades: 1) personas que están enfermas; 2) enfermedades que estas personas experimentan; y 3) duración de dichas enfermedades.

Mortalidad. Muerte estandarizada. Fenómeno demográfico que recoge el número total de muertes registradas en una población durante un periodo de tiempo determinado, referido al volumen de población en donde ocurren. Existe una gran variedad de tasas desagregadas de la mortalidad según variables como la edad, el sexo, la causa de fallecimiento o la clase social.

Mortinato. Nacimiento de un feto muerto.

Patognomónico. Adjetivo que se utiliza en el diagnóstico médico o psicológico para calificar a aquellos signos o síntomas clínicos que, si están presentes, aseguran que el sujeto padece un determinado trastorno.

Plasticidad neuronal. Capacidad del sistema nervioso para cambiar su reactividad como resultado de sucesivas activaciones.

Prevalencia. Variable incluida en los estudios epidemiológicos que se refiere al número de casos que presentan una determinada característica, conducta, problema o enfermedad en una población determinada y en un momento dado. Se expresa como una proporción (por ejemplo, la prevalencia de consumo de tabaco es del 31%). En el numerador están los casos que presentan la característica y en el denominador, el total de la población en la que se incluyen los casos. Se pueden expresar casos prevalentes por 100, por 1.000, por 100.000, etc., en función de la magnitud de la prevalencia.

Programa de prevención. Conjunto organizado y coordinado de intervenciones, realizables en unos plazos de tiempo establecidos, en función de unos recursos materiales y humanos previamente determinados, que tiene por objeto el logro de unos objetivos de prevención concretos en una población diana definida.

Sensibilidad. Término utilizado en las pruebas diagnósticas. La capacidad de una prueba para detectar la presencia de enfermedad, es decir, la probabilidad de obtener un resultado positivo estando enfermo. Indicador de la validez o exactitud diagnóstica de una prueba.

Síndrome de abstinencia. Grupo de síntomas con diferente agrupamiento y gravedad que aparecen cuando disminuye o cesa el uso de una sustancia psicoactiva que ha sido consumida de forma repetida y, generalmente, durante un período prolongado y en dosis elevadas. El síndrome puede estar acompañado de signos de trastornos fisiológicos. El síndrome de abstinencia es uno de los indicadores del síndrome de dependencia. Es también la característica definitoria del más estricto significado farmacológico de dependencia.

Síndrome de Cornelia de Lange. Alteración genética poco conocida que conduce a anormalidades severas del desarrollo. Afecta tanto al desarrollo físico como intelectual del niño. Caracterizada por retraso pre y postnatal del crecimiento, presenta rasgos faciales característicos, malformaciones músculo-esqueléticas en manos, pies, brazos, y piernas, y otras malformaciones físicas. También es conocido como síndrome de Brachmann-De Lange.

Síndrome de Williams. Trastorno genético poco común causado por una pérdida de material genético en el cromosoma 7, incluido el gen de la elastina. Las manifestaciones clínicas incluyen estenosis aórtica supravalvular, retraso mental, cara de elfo, trastorno de las capacidades constructivas visoespaciales e hipercalcemia transitoria en la infancia. La afección afecta a ambos sexos, con comienzo al nacimiento o en la primera infancia.

Síndrome de X frágil. Trastorno hereditario que se caracteriza genotípicamente por una mutación del extremo distal del brazo largo del cromosoma X, y fenotípicamente por trastornos cognitivos, hiperactividad, convulsiones, retraso en el lenguaje, y crecimiento de las orejas, cabeza y testículos. También conocido como síndrome de Martin-Bell.

Sustancia psicoactiva. Sustancia que, cuando se ingiere, afecta a los procesos mentales, por ejemplo, a la cognición o la afectividad. Este término y su equivalente, sustancia psicotrópica, son las expresiones más neutras y descriptivas para referirse a todo el grupo de sustancias, legales e ilegales, de interés para la política en materia de drogas. "Psicoactivo" no implica necesariamente que produzca dependencia; sin embargo, en el lenguaje corriente, esta característica está implícita, en las expresiones "consumo de drogas" o "abuso de sustancias".

Tasa. Constituye una medida de la frecuencia de un fenómeno. En epidemiología, estadísticas vitales y demografía, la frecuencia se refiere a una población determinada y el empleo de tasas se utiliza, en lugar de simples números, para poder realizar comparaciones entre poblaciones en diferentes momentos y lugares. Los componentes de una tasa son el numerador, el denominador, el tiempo específico en que ocurren los hechos y, generalmente, un factor multiplicador (una potencia de 10), para ofrecer números enteros. Si el numerador está incluido en el denominador hablamos de proporciones.

Cambios en el valor de una variable por unidad de cambio de otra (por ejemplo, la velocidad expresada en km/hora).

Teratógeno. Un teratógeno es cualquier agente capaz de producir una anomalía congénita o de incrementar la incidencia de una anomalía en el embrión tras la exposición de la madre a ellos.

Las consecuencias combinadas de consumo de una sustancia nociva, como el alcohol, en un feto en desarrollo puede manifestarse como una deficiencia de crecimiento y/o retraso mental. El síndrome de alcoholismo fetal es un ejemplo.

Toxicidad. Capacidad de una sustancia psicoactiva de alterar el nivel de conciencia, las funciones vitales y la conducta tras su administración en dosis excesivas. Todas las drogas tienen un nivel determinado de alteración y de disfunción tanto a nivel orgánico como a nivel psíquico. El grado de toxicidad depende de la sustancia que se consuma, la dosis, la vía de administración, así como la tolerancia que haya desarrollado el consumidor a esa sustancia.

Tóxico. Sustancia que ingerida, inhalada, absorbida, aplicada, inyectada o desarrollada en el interior del organismo es capaz, por sus propiedades químicas o físicas, de provocar alteraciones organofuncionales e incluso la muerte.

Trastornos de ansiedad. Son las enfermedades psiquiátricas de mayor prevalencia en la población y se encuentran en el 15 a 20% de los pacientes que acuden a las consultas médicas. La ansiedad, definida como una sensación subjetiva de inquietud, temor o aprensión, se presenta de manera persistente e incapacitante.

TDA-H. (Trastorno por Déficit de Atención con Hiperactividad). Es un trastorno conductual con origen en la infancia y cuyas características esenciales consisten en inatención, impulsividad e hiperactividad inadecuados en relación con el nivel de desarrollo. Aunque la mayoría de los individuos tienen síntomas tanto de inatención como de hiperactividad-impulsividad, uno u otro patrón puede ser predominante. El trastorno es más frecuente en varones que en mujeres. Aparece en la infancia. Los síntomas a menudo se atenúan al final de la adolescencia, aunque una minoría experimenta el cuadro completo de síntomas en la edad adulta.

Trastorno en el desarrollo. Desviación significativa del "curso" del desarrollo, como consecuencia de acontecimientos de salud o de relación que comprometen la evolución biológica, psicológica y social. Algunos retrasos en el desarrollo pueden compensarse o neutralizarse de forma espontánea, siendo a menudo la intervención la que determina la transitoriedad del trastorno.

Trastorno disocial. Trastorno del comportamiento en el que se aprecia un patrón repetitivo y persistente de acciones que vulneran los derechos básicos de otras personas o las principales reglas o normas sociales apropiadas para la edad del individuo. Este trastorno puede incluir agresiones a las personas o los animales, destrucción de propiedades, fraude o robo, y violaciones serias de las normas.

Trastorno negativista desafiante. Patrón continuo de comportamiento desobediente, hostil y desafiante hacia las figuras de autoridad, el cual va más allá de la conducta infantil normal.

Trastornos de la personalidad. Son modelos característicos del pensamiento, de los sentimientos y de la relación interpersonal relativamente inflexibles y que producen graves alteraciones funcionales o sufrimiento subjetivo en la persona. Los comportamientos observados no son secundarios a otros trastornos mentales ni desencadenados por el consumo de sustancias tóxicas o por una enfermedad orgánica general.

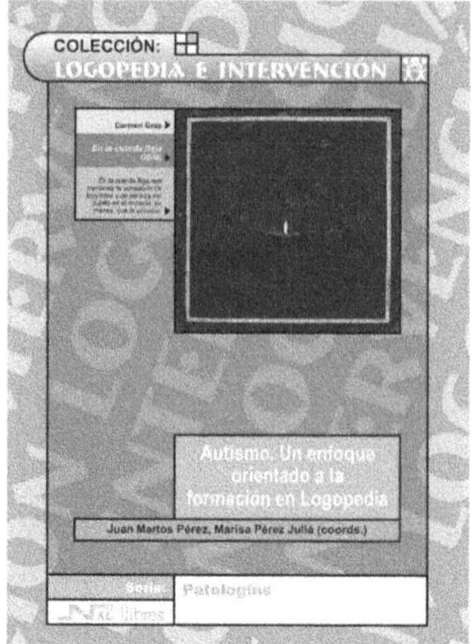
COLECCIÓN:
LOGOPEDIA E INTERVENCIÓN
Autismo. Un enfoque orientado a la formación en Logopedia
Juan Martos Pérez, Marisa Pérez Juliá (coords.)
Serie: Patologías
NAU llibres

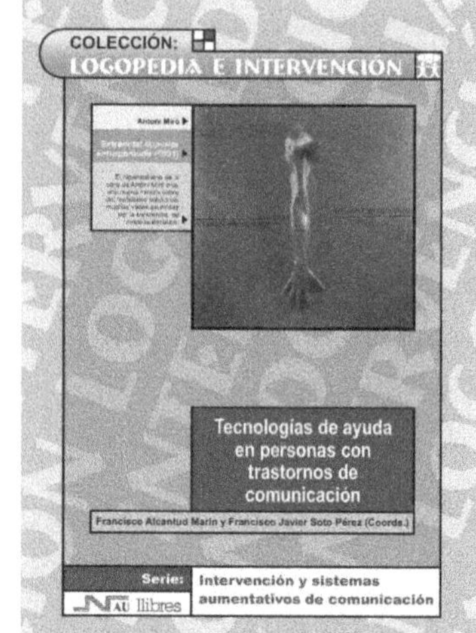
COLECCIÓN:
LOGOPEDIA E INTERVENCIÓN
Tecnologías de ayuda en personas con trastornos de comunicación
Francisco Alcantud Marín y Francisco Javier Soto Pérez (Coords.)
Serie: Intervención y sistemas aumentativos de comunicación
NAU llibres

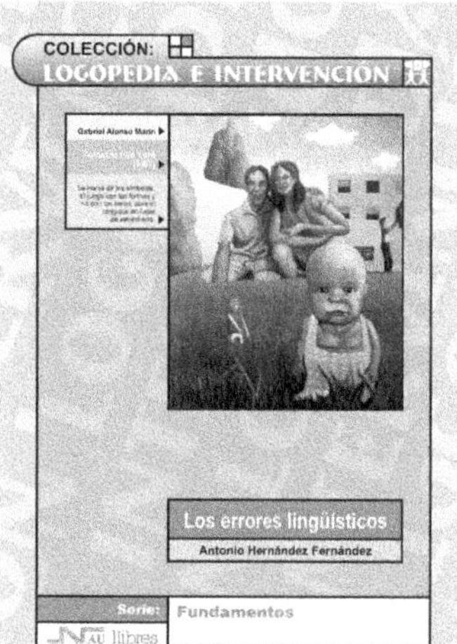
COLECCIÓN:
LOGOPEDIA E INTERVENCIÓN
Los errores lingüísticos
Antonio Hernández Fernández
Serie: Fundamentos
NAU llibres

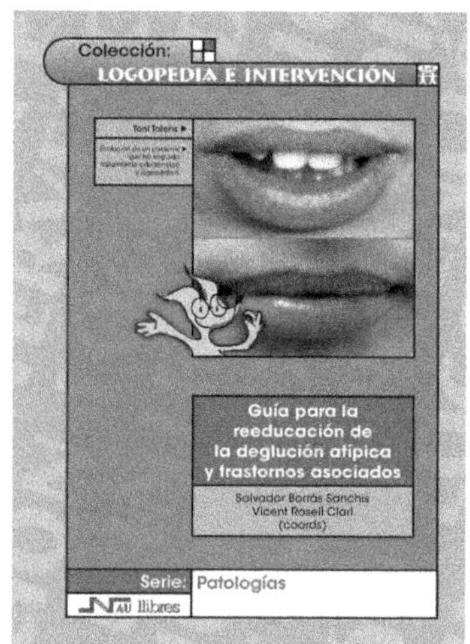
Colección:
LOGOPEDIA E INTERVENCIÓN
Guía para la reeducación de la deglución atípica y trastornos asociados
Salvador Borrás Sanchis
Vicent Rosell Clari
(coords)
Serie: Patologías
NAU llibres

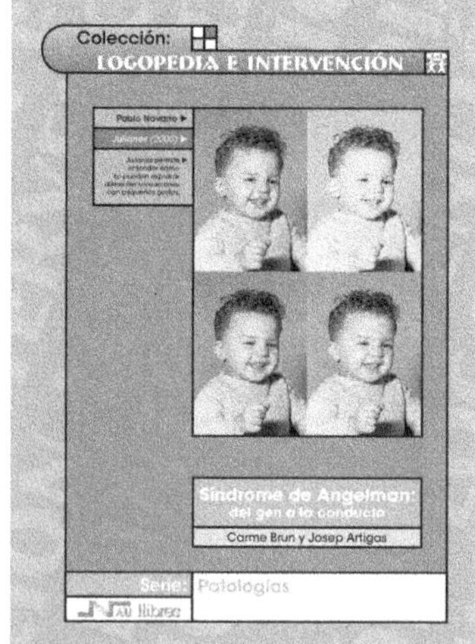
Colección:
LOGOPEDIA E INTERVENCIÓN
Síndrome de Angelman: del gen a la conducta
Carme Brun y Josep Artigas
Serie: Patologías
NAU llibres

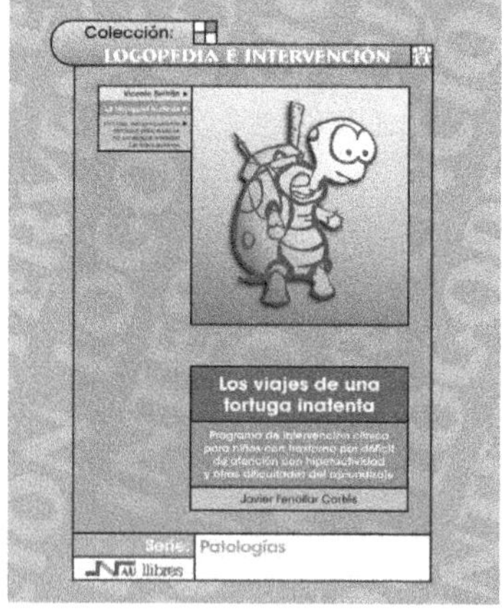
Colección:
LOGOPEDIA E INTERVENCIÓN
Los viajes de una tortuga inatenta
Serie: Patologías
NAU llibres

Otros títulos de la colección:

Autismo. Un enfoque orientado a la formación en Logopedia
—— Martos, J. y Pérez, M. (Coor.) 9788476426548

Tecnologías de ayuda en personas con trastornos de comunicación
—— Alcantud, F. y Soto, F.J. (Coor.) 9788476426821

Los errores lingüísticos
—— Hernández Fernández, A. 9788476427019

Síndrome de Angelman: del gen a la conducta
—— Brun, C. y Artigas, J. 9788476427224

Guía para la reeducación de la deglución atípica y trastornos asociados
—— Rosell, V. 9788476427187

Guía para la reeducación de la deglución atípica y trastornos asociados. Agenda del paciente
—— Rosell, V. 9788476427190

Los viajes de una tortuga inatenta. Programa de intervención clínica para niños con TDAH y otras dificultades del aprendizaje (libro + cuaderno)
—— Fenollar Cortés, J. 9788476427828

Los viajes de una tortuga inatenta. Cuaderno de actividades
—— Fenollar Cortés, J. 9788476427804

www.ingramcontent.com/pod-product-compliance
Ingram Content Group UK Ltd.
Pitfield, Milton Keynes, MK11 3LW, UK
UKHW061657190726
13853UKWH00008B/2249

9 788476 429037